《补救性心理教育丛书》编委会名单

补救性心理教育丛书

强迫症
的心理研究与矫治

QIANGPOZHENG
DE XINLI YANJIU YU JIAOZHI

主编◎ 马 超　　副主编◎ 薛电芳 李 慧

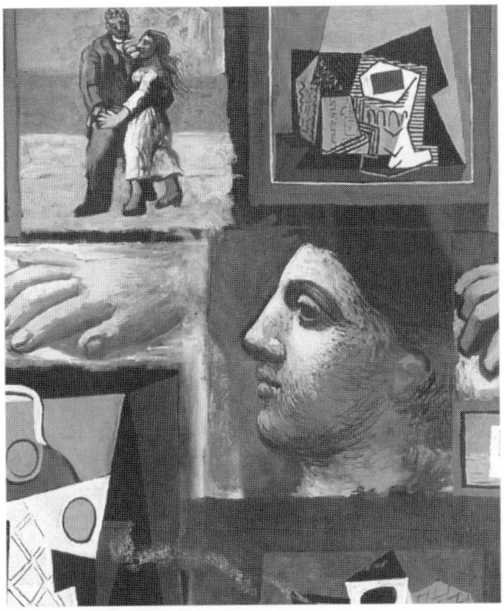

暨南大學出版社
JINAN UNIVERSITY PRESS

中国·广州

图书在版编目（CIP）数据

强迫症的心理研究与矫治/马超主编；薛电芳，李慧副主编．—广州：暨南大学出版社，2012.5（2018.5 重印）
（补救性心理教育丛书）
ISBN 978－7－5668－0053－4

Ⅰ.①强…　Ⅱ.①马…②薛…③李…　Ⅲ.①强迫症—诊疗　Ⅳ.①R749.99

中国版本图书馆 CIP 数据核字(2011)第 243730 号

强迫症的心理研究与矫治
QIANGPOZHENG DE XINLI YANJIU YU JIAOZHI
主编：马　超　副主编：薛电芳　李　慧

出 版 人：徐义雄
责任编辑：张仲玲　罗明艳
责任校对：黄　斯
责任印制：汤慧君　周一丹

出版发行：暨南大学出版社（510630）
电　　话：总编室（8620）85221601
　　　　　营销部（8620）85225284　85228291　85228292（邮购）
传　　真：（8620）85221583（办公室）　85223774（营销部）
网　　址：http://www.jnupress.com
排　　版：广州市天河星辰文化发展部照排中心
印　　刷：湛江日报社印刷厂
开　　本：787mm×960mm　1/16
印　　张：12
字　　数：209 千
版　　次：2012 年 5 月第 1 版
印　　次：2018 年 5 月第 3 次
定　　价：25.00 元

目 录

引 言

联合国专家曾预言："从现在起到 21 世纪中叶，没有任何一种灾难能像心理危机那样带给人们持续而深刻的痛苦。"让人们始料不及的是，这种"持续而深刻的痛苦"像瘟疫一样蔓延到儿童、青少年等各个年龄阶段的人们身上。当人们还在感叹今天的幸福生活时，却不知有多少人根本感受不到生活的乐趣，他们不得不默默地忍受各种精神折磨，背负着难以承受的生活蹒跚而行。从某种意义上说，现代人正在为他们优越富裕的物质生活付出心理健康的代价。其中，强迫症是常见的神经症之一，发病原因较复杂，给患者的生活带来严重困扰。

本书的写作目的，是力图提供一个有关强迫症知识的全面介绍，帮助读者认识强迫症，打破对强迫症的恐惧感；掌握强迫症的诊断标准，了解其治疗方法，帮助患者建立治疗强迫症的信心，使他们早日从强迫症的泥潭中走出来。

第一章

强迫症之谜

案例 1

一个强迫症女孩的心声

今天我去看病了，说了一下自己的情况，医生开了两盒药——盐酸氯米帕明片与马来酸氟伏沙明片。

其实我从上小学就有强迫症，那时父母也许没有察觉，直到初二时症状变得严重，影响了学习和生活才去看医生的，医生那时开了“维思通”。其实医生说可以上学，但我还是请了三个星期假。用药不久就停药了，但强迫症的症状一直没消失。

这两天上网搜了搜强迫症的资料，确定自己已经患上了强迫症，有些强迫的仪式行为根本控制不了。上网搜的资料让我发现自己除了有一些仪式性的行为之外，还很喜欢追求完美，但我不想说这是强迫症带给我的。追求完美没有错，或许正是强迫症给了我多愁善感的性格，给了我诗人的气质，这也正是我很喜欢的性格与气质。

我想很大胆地说出自己有强迫症，但有时候，我不能说，怕人家会用异样的眼光看我。其实我觉得我也是个正常人。

说起症状，这是一个很考验意志的疾病：

我害怕别人吐痰，害怕别人吐到我身上，不停地想，反复地想……

上厕所后我必须不停地洗手，总觉得上面留有细菌，害怕洗不干净……

害怕吵闹的声音，我会不停地想，这两天，有点思虑枯竭了，很累……

想问题时，我会让父母不要动……

深更半夜，因为讨厌老爸打呼噜，一定要把他叫醒……

有时，会闹得全家不能睡……

上学时，喜欢不停用水洗嘴巴……

我会因怕打错字（担心不小心打出那种不堪的字）而反复检查……

我离开家时会反复检查门窗是否关好……

我总是会反复想父母都离开我时的痛苦场面……

我反复地会有仪式性的动作……

我反复地去想一些自己想不通但又无法摆脱的问题……

我总怕家里的煤气灶会爆炸……

……

我一直努力地想摆脱这些毫无意义的观念和行为的纠缠，可它们反而越缠越紧。就这样我的精神每况愈下，我的头愈来愈疼，精神愈加萎靡，每日昏昏沉沉的。

上高二时，同学会问我为什么在家和在学校不像同一个人。也许在不同气氛中，我会有不同表现吧。其实，我觉得这个问题很可笑。

因为转班后被生物老师骂了一顿（上中学很少被骂的），高三我总逃学。我觉得很没面子，然后逃避意识就产生了，我不知道是否和强迫症有关。

高考落榜后，我决定一个人在家自学，我现在其实是在自考，可我一门也没考过。每天在家让我开始怀疑除了父母以外的人对我的爱，我想那是因为寂寞、纠结，或许与强迫症无关。

近来我开始恢复了自信，我学会了拒绝别人不合理的要求，逃避的事也越来越少，我还等待着爱情，可是爱情没有来，让我一直有点不安。

不过现在的我和以前有点不一样，没有不安，没有逃避，我有信心治好强迫症，尽管还是有很多想不通的不是问题的问题。

我不停地想的问题，不是真的问题，那些真正的问题和原则，我还是能想通的。我不停地想的只是那些不能用存在或者不存在来说明的问题，无法克制地、反复地想，就好像那些强迫性的动作一样，让人矛盾，让人痛苦。

案例 2

五年强迫症的辛酸

被强迫症折磨五年了，开始意识到患病是在高二的时候，去医院看过，吃过药，但后来觉得没有恢复的希望，再加上治疗费对我家来说是比较重的负担，就放弃了治疗，想要靠自己的精神意志来战胜它，但其实没有那么简单。我现在虽然表面上尽量不露声色，表现得像常人一样生活，但是这个过程是很痛苦的。

我是在高二的时候突然出现强迫症迹象的，表现为老想用手去挠胸部，但是我自己完全是无意识的，并不是我感觉到那个地方痒才去挠的（这个是我后来才意识到的，本来以为开始的时间没那么早，我现在觉得这个已经是征兆了）。后来就比较严重了，老感觉胸部痒，想要去挠。我之所以自己能够意识到这不是生理而是心理问题，是因为我只感觉一边痒，如果是因为生理发育的话，肯定是两边都痒。后来我就去找心理医生了，他说我这是强迫症，给我开了药，这是我第一次去看心理医生，后来还去过一次。但是我对强迫症认识还不是很全面，没觉得很严重。

虽然我在吃药，但并没有感觉好转，反而更严重了，强迫性行为给我带来了很多苦恼。一是因为老挠那一个地方，加之胸部的肌肤比较脆弱，导致情况严重的时候把皮肤都挠得火辣辣的，后来直接就成为老茧了，我挠的是右边的胸部，所以右边的皮肤明显和左边不一样，感觉有一层硬硬的皮，而且后来更严重的是导致了两边发育不一样，右边的大于左边，这让我挺自卑的。二是因为这个动作毕竟不雅，我一边止不住地想挠，一边又怕别人看见，使得精力根本就不能集中在学习上，这直接导致了我学习成绩的下降。我以前学习还算不错的，但是后来感觉根本就没学多少了，只是在吃老底，当然高考成绩也不是特别理想（对于这一点，我也跟很多人一样常常会想，如果我没有患强迫症，我应该会过得比现在好很多倍）。

后来，一件事情让病情有了一些变化，只是变化而已，并不是好转。因为胸部开始发育，我去买内衣，有一次买的是那种背心式的，我穿了之后突然觉得非常不对劲，就是左边肩胛骨处感觉痒，老想挠，我知道这肯定也是强迫症，虽然立马脱下来不穿了，但是已经晚了，有了那个思想就摆脱不掉了，就算不穿那样的内衣，我还是会感觉那个地方痒。后来穿大人穿的那种内衣，就是bra（胸罩），因为后面也是有两根带子正好是勒在肩膀那个地方，我就总感觉左边肩胛处痒，必须要挠上几下，才能稍微正常一会儿去干别的事情，当然挠的频率是很高的，我非常怕别人会看出来，所以很痛苦很自卑。

我就带着这两个扔不掉的梦魇痛苦地学习和生活着，这两种症状一般是一个发生，另一个就不太发生，也就是说一块儿发生的时候并不多，我想这是因为我潜意识以及生理的作用，因为毕竟我是用左手挠右边的胸部，也得用左手伸到后面挠左边的肩胛骨，这两个肯定不能一块进行。因为这个，我的坐姿也不是很好，而且因为我总是保持很紧张的状态，经常会肩膀疼和背疼。特别是左胳膊，现在承受力很弱，因为我为了感觉稍微舒服点，经常压迫着左胳膊（不知道能听懂不，我也不太知道该怎么表述，感觉我这个状况跟大家不太一样）。还有就是，因为穿内衣会感觉更难受，所以我都是买完内衣，自己搭配挂脖的那种带子，这样不接触到那个地方，会好一点，但是这又对我的脖子造成了很大的压力，经常会颈椎疼。

高中毕业的那个暑假，我爸陪我又去看了一次心理医生，新的医生，新的药，暑假期间一直在吃药，上大学还带着药去继续吃，但是感觉没有用，而且药有副作用，就又停吃了，一直到现在都没再看过医生，感觉都没希望了，就这样死撑着得过且过吧。

第一节　认识强迫症

西西弗斯的巨石——强迫症

根据荷马史诗，西西弗斯（Sisyphus）是人间最足智多谋又机巧的人，他同时也是科林斯的建城者和国王。

宙斯掳走河神伊索普斯（Aesopus）的女儿伊琴娜（Aegina），河神曾到科林斯寻找自己的女儿。知悉此事的西西弗斯告知河神，他要一条四季长流的河川作为交换条件，才愿意告知其女儿的下落。由于西西弗斯泄露了宙斯的秘密，宙斯便派出死神要将他押下地狱。没有想到西西弗斯却用计绑架了死神，导致人间长久以来都没有人死去，一直到死神被救出为止。西西弗斯被打入冥界。在被打入冥界前，西西弗斯嘱咐自己的妻子墨洛珀（Merope）千万不要埋葬他的尸体。到了冥界后，西西弗斯告诉冥后帕尔塞福涅（Persephone），一个没有被埋葬的人是没有资格待在冥界的，并请求给他三天的时间，让他还阳处理自己的后事。没有想到，西西弗斯一看到美丽的大地就赖着不走，不回冥府去了。直到其死后，西西弗斯被判接受推石上山的惩罚。他要把一块大石头推到山顶的另一边，但是由于石头的重量使他每次推到山顶的时候，石头都会再滚下来，前功尽弃。于是，西西弗斯只能不断地重复，永无止境地做这件事。诸神认为再也没有比进行这种无效、无望且永无尽头的劳动更为严厉的惩罚了，西西弗斯的生命就只能在这样一项无效又无望、毫无任何意义的劳动当中慢慢消耗殆尽。

其实，在这个纷纷扰扰、物欲充斥的社会里，存在着许许多多的西西弗斯，终日因看不到尽头的“推石诅咒”而备受精神折磨。我们称这些与西西弗斯推石类似的人所罹患的疾病为“强迫症”。

强迫症会使人陷入一种毫无意义且令人沮丧的重复想法与行为当中，患者一直都想摆脱，却始终无法摆脱。

一、强迫症的界定

强迫症（Obsessive Compulsive Disorder，OCD）是以强迫观念和强迫动作为主要表现的一种神经症。其以有意识的自我强迫与有意识的自我反强迫同时存在为特征。患者明知强迫症状的持续存在毫无意义且不合理，却不能克制地反复出现强迫症状；患者愈是企图努力抵制，反而愈是感到紧张和痛苦。

由于强迫思考会引发焦虑情绪病症，患者会努力地尝试忽略或抑制这些无意义的念头，但是通常这些重复观念都无法转移，于是患者不得不通过强迫行为的实施来减轻或消除强迫念头所带来的焦虑感。因此，强迫观念和强迫行为经常是配对出现的。譬如，怕脏，就会反复洗手、洗澡、洗衣服，把家中擦洗得一尘不染，物品整理得有条不紊；担心丢失重要的东西，就会反复地检查随身物品（银行卡、存折、现金、钥匙等），或是担心写错东西，就会反复地核对账目，反复地检查有无错别字等；害怕危险，总觉得有不好的事情发生，就会反复地打电话给自己的亲人，以确定他们是安全的，或是夜晚、出门后，反复地检查门窗是否关紧等。

强迫思考诱发强迫行为，反过来，强迫行为又巩固了强迫观念，如此反复。若不加以治疗，则强迫观念和强迫行为的联结将越来越牢固。随着强迫观念出现的频率越来越高，强迫行为的出现次数也会越来越多，同时持续的时间也会越来越长，病程迁延者会以仪式性动作为主要表现。病情的严重化、复杂化，致使患者无法拥有自由的时间和充足的精力，使他们感到身心疲惫、痛苦不堪，最终会严重地影响其正常的生活、工作和学习，社会功能严重受损。

并不是所有的重复观念和行为都是强迫症，正常人也会出现重复的观念和行为，因此强迫症的诊断须参考一定的标准。具体的诊断标准参考下面章节。

儿童强迫症是强迫症的一类，是一种明知不必要但又无法摆脱、反复呈现的观念或行为。在儿童期，强迫行为的表现多于强迫观念，年龄越小这种倾向越明显。强迫症多见于10～12岁的儿童，患儿智力大多正常。根据精神分析学的观点，这种病症也可能与肛门滞留人格有一定关系。

成年强迫症患者多是强迫观念诱导出强迫行为。成年患者的强迫思维比青少年患者来得更明确、复杂和深入。在强迫思维刚出现的时候，应该及时关注并治疗，一般患者可以很快摆脱强迫观念并恢复正常。但是患者的强迫症状刚开始出现时，如果得不到身边亲人和朋友的理解和支持，甚至受到来自朋友和亲人的排斥与伤害，患者大多会产生难以描述的孤独感，开始远离社会，憎恨自己，出现脾气暴躁等症状。这种失控的联想强迫思维在多种精神压力下会进一步加深和复杂化，从而使病情越来越严重，产生更多附属心理疾病，如抑郁症等。部分患者如果长时间无法改变自己，在自我强迫以及家庭、社会多重压力下可能会出现非常严重的情绪失控，以致出现家庭暴力、报复社会或自杀等危险性行为。

强迫症患者强迫到一定程度，可能会认为死才是唯一的解脱，全球每年因强迫症引发的自杀不在少数。近几年来，国内心理学家彭博士发现“爱”也是一种诱发强迫症的“种子”。有些人为了保护自己的家人，在过度保护与溺爱家人的日常生活中慢慢地患上了强迫性洁癖。比如，患者为了不让有毒或有细菌的脏东西沾上心爱的子女，每次回家都要反复地洗手、洗澡，手机也要用湿布擦到安心为止，甚至连钱也给洗了，绝不把一丁点儿脏东西带回家，间接沾在子女们的身上。这种强迫症患者属于现代社会中很有爱心、做事很细心的类型，他们对脏的东西进行了很深入的联想研究，对家人的保护到了极度紧张的程度，他们可以用自己的生命换来家人的安全，但这种强迫的行为却大多无法得到家人的理解。

强迫症患者的某些思维和行动在常人的眼里是完全没必要的，甚至是可笑的，但希望更多正常人能设身处地地替患者想一想，没有人愿意身不由已地强迫自己做不愿意做的事，想不愿意想的事。强迫症是很顽固的心理疾病，严重的患者可能需要一年以上的心理辅导和药物治疗。并且，在治疗的过程中，患者随时都可能意志坍塌或对治疗产生不信任感，致使病情反复。因此，患者需要家人、社会的关心和支持。

强迫症患者的首次治疗是非常重要的，患者会对心理咨询师产生极强的依赖和信任感。他们认为，在这个世界上，只有眼前的心理咨询师可以理解他们的病症，并帮助他们逃脱强迫症的“魔爪”。合格的心理咨询师需要有爱心、耐心，有强大的社会责任感，且要设身处地地去理解患者，而不是一味地依靠药物，冷漠地反驳患者，让患者感到无助和绝望，丧失治愈的信心。

二、强迫症的患病信号

1. 区分正常人与强迫症患者的重复观念和行为

在正常人的身上，我们偶尔也会见到重复的思想和行为。譬如，做事严密、谨慎的人，在制订一个详细的计划后，总会反复地与下属核对每一个环节，甚至会亲自核对计划中的每一个细节，为的就是确保计划的周密和万无一失。抑或者，从事特定职业，比如安检、财会、药剂配置等工作的人，任何一丁点儿的差错都会给社会和人民带来巨大的财产、安全损失，因此，在这些行业的人做事都会谨小慎微，反复检查、核对，以确保工作的正确性。

另外，部分人认为当某人不断重复某种行为，例如不断赌博、运动，具有这种行为特征时，他就可能患上了强迫症，但事实并非如此。要判断一个人是否患上了强迫症，取决于他在重复完特定行为后的反应。假如一个人不断赌博，而赌博过后经常产生内疚等负面情绪，则可初步判断那人患上了强迫症。但如果那人认为赌博是愉快的，那他并没有患上强迫症。

那么，正常人的重复想法和行为与强迫症患者的重复想法和行为有什么区别呢？这主要表现在以下几个方面：

（1）正常人偶尔也会出现少量重复的想法。

譬如，你听完一场别开生面的音乐会后，第二天还会回忆那些给自己留下深刻印象的，或是自己特别喜欢的乐曲。但是，一旦开始工作后，这些乐曲便会消失，你也会开始专心工作。因此，正常人出现这些重复想法的时间是短暂的。然而，强迫症患者的强迫观念则长期、反复地在头脑中出现，且是毫无意义的想法和问题，如患者一天到晚总在想“鸡为什么下蛋，蛋为什么生鸡”，且这些症状的持续时间至少已有 3 个月。

因此，正常人也会出现重复的想法和行为，但是，这些想法和行为的持续时间都很短暂，而强迫症患者则是长久持续。

（2）正常人的重复想法、行为是有益的，或虽然无益但不影响工作、学习和生活。

不同的职业，对人的要求也不同。比如，会计师、外科医生、飞行员等都需要专心细致的工作，不能出一点差错，否则就会对自己和他人造成重大的财产、生命损失。因此，他们在对账、诊断、驾驶时，可能在检查后还会再核查一次。但是，强迫症患者的重复想法、行为毫无实际意义，患者在这些重复的思维和行为之中，浪费了许多宝贵的时间，而没有精力去做其他有意义的事情，严重干扰了学习、工作和生活。

（3）正常人可以控制自己的想法，无须努力抵制它们的出现，也无主观的痛苦。

正常人的重复想法和行为只会出现在适当的场合，并且是有意义的重复行为，比如会计师在做账时，会重复地检查、核对。他们认为这些行为是必要的、有意义的，因此不会纠结于这些重复的行为是对还是错，自然也不会有意识地去抵制这些行为，同时也不会产生心理上的焦虑和痛苦。但强迫症患者则不同（参考下例），他是有意识的自我强迫与有意识的自我反强迫同时存在。患者明知强迫症状的持续存在毫无意义且不合理，因此，就会有强烈的反强迫，即抵制、反对强迫观念和行为出现，但总是不能成功，不能克制地反复出现强迫症状。患者愈是企图努力抵制，反而愈是感到紧张和痛苦。

案例 1

我是一名强迫症患者，跟朋友说起，他们都不相信。门明明就关好了，为什么我要一遍遍不停地检查呢？水龙头明明就关了，我还是检查了一遍又一遍。做好的文件，我也要一个字一个字地不停比对。说实话，我自己都快被自己弄疯了，我明明知道有些事情已经做好了，可就是控制不住自己去反复地检查，直到筋疲力尽。我现在都好害怕出门，怕看见生人，怕出门前不停地关门。当别人用诧异的眼光看着我时，我真的感觉无地自容，感觉很痛苦。

（4）正常人出现的某些重复想法不符合疾病诊断标准。

强迫症的诊断需要参考一定的标准，比如美国精神医学学会《精神疾病诊断与统计手册》制定的强迫症的诊断标准。正常人出现的一些重复的想法和行为是不符合疾病诊断标准的，而强迫症患者则是根据此标准诊断出来的。

因此，不要轻易地给正常人扣上强迫症的帽子，更不应将认真负责、严谨周密地工作、学习误认为是强迫症状。谨记，强迫症的诊断需要由精神科或临床心理科医生来进行。

2. 自我参考的患病信号

强迫症违背病人的意志反复出现，病人又无法控制，病人自觉其不合理或毫无意义，力图摆脱和抗拒强迫内容。症状强迫性地出现与病人内心对该症状的对抗引起病人的焦虑和苦恼。

强迫症一般起病缓慢，病程较长，症状可持续多年，时轻时重。若患上了强迫症，而不及时进行治疗，那么必然会错过最佳的治疗时间，贻误病情，给患者带来严重的身心伤害。因此，我们有必要及时发现自己或身边的朋友是否是强迫症患者，做到早发现、早治疗。

当下列一条或一条以上的症状持续存在，并影响其个人或周围人的正常生活时，就应该考虑找心理医生进行咨询和治疗了：

（1）经常反复洗手而且洗手的时间很长，超过正常所需。

（2）经常没有必要地反复做某些事情，例如检查门窗、开关、煤气、钱物、文件、表格、信件等。

（3）对自己做的大多数事情经常性地产生怀疑。

（4）有时会毫无原因地重复相同的话语好几次。

（5）时常无原因地计数或多次吟唱某一段歌曲。

（6）为要完全记住一些不重要的事情而困扰。

（7）经常对病菌和各种疾病敏感，并毫无必要地担心自己会得这些病。

（8）时常无原因地担心自己患了某种疾病。

（9）当脑子里出现听到或看到的某一个观念或某一句话时，便不由自主地联想起另一个观念或词句。

（10）经常不自觉地去想一些不愉快的往事或产生某些不愉快的想法，不能摆脱。

（11）当听到自杀、犯罪或生病这类事情时，会心烦意乱很长时间，很难不去想它。

（12）当看到刀、匕首和其他尖锐物品时会感到心烦意乱。

（13）有时会毫无原因地破坏某些物品或伤害他人。

（14）经常认为自己的细小差错会引起灾难性的后果。

（15）在某些场合，很担心自己做出尴尬的事。

（16）在某些场合，即使当时生病了，也想暴食一顿。

（17）觉得自己穿衣、清洗、吃饭、走路时要遵循特殊的顺序。

（18）有洁癖、幻想症、电邮综合征、自慰过度等表现。

在大多数人身上都曾发生过强迫的思想或行为，如果强迫现象只是轻微的或暂时性的，当事人不觉得痛苦，也不影响正常的生活和工作，就不算病态，也不需要治疗。而如果强迫行为每天出现数次且干扰了正常工作和生活，就可能是患了强迫症，需要治疗。

三、强迫症的发病率及共病的疾病

1. 强迫症的发病率

很多年以来，人们一直认为强迫症是一种罕见的疾病，只有少数几个人有这种情况。但实际上这个疾病常因患者隐瞒病情、不寻求治疗而被忽视。

一般认为，世界上有2%的人患有强迫症，也就是说，每50个人中就会有1人得过强迫症，比如在英国便有100万人患有不同程度的强迫症。著名的生物学家查尔斯·达尔文和足球运动员贝克汉姆亦是强迫症患者。世界卫生组织将强迫症列为发达国家的十大杀手之一。据《美国精神病学杂志》报道，大约21%～25%的人患有疑似强迫症。这些疑似患者中，超过1/3的人患有焦虑症和抑郁症。也就是说，3人中有1人具有某些强迫症的症状。

其实人一生之中罹患强迫症的几率约为2%～3%，其比例高于精神分裂症、恐惧症等精神疾病。1980年国外报道，强迫症的发病率为0.1%～0.3%；在中国，历来将强迫症列为神经症中的一类疾病，但ICD－10仍将此症列为神经症中的独立类型。国内1982年对12个地区进行流行病学调查的报告表明，本病患病率为0.3%，占全部神经症的1.3%。在心理咨询服务中，本症比例较高，如广州报告为8.3%，上海报告为16.2%。

根据流行病学调查来看，本病发病率在两性间并无差异（但国内报告女性略高于男性），而在儿童强迫症中，男孩患病率为女孩的3倍。青少年患病率很高，城乡的患病率相近。一般认为青少年时期患强迫症在成年前都可康复。国外报道青少年发病率为2%，也有心理学家认为发病率至少为10%。约10%的患者发病于10～15岁，75%的患者发病于30岁以前。大多数患者起病缓慢，有时诱因亦不明显。患者就诊时往往病程已达数年之久。半数以上患者病情缓慢发展，逐渐加重，约1/4的患者病情有波动，约11%～14%患者有完全缓解的可能，有些患者进入40～50岁以后，病情有自动缓解倾向。

随着社会的发展，现代宅男宅女们越来越多，如果一个人长时间孤独地面对电脑很容易在特定小事上埋下强迫心理的种子，预防强迫症需要有充足的睡眠，适当的运动和经常参加团体社交活动。

2. 与强迫症共病的疾病

强迫症通常并发其他疾病，诸如抑郁症、恐惧回避和过度忧虑等。流行病学调查发现，30%的强迫症患者并发患有抑郁症；40%的患者睡眠受干扰；

15%的强迫症患者同时患有惊恐障碍；30%的强迫症患者患有恐怖障碍。最近的研究发现，严重的抑郁状态会削弱认知行为疗法的效果，有严重抑郁症共病的强迫症患者，相对于那些抑郁症状不严重的强迫症患者来说，包含EX/RPD的认知行为疗法效果要差一些。

强迫症还并发其他的焦虑症。Rasemussen和Tsuang（1986）的研究发现，在他们研究的强迫症患者中，30%的患者患有特定的恐惧症，20%的患者患有社交恐惧症，15%的患者患有惊恐障碍。最近还有研究发现，10%左右的女性强迫症患者患有神经性厌食症，33%的患者患有暴食症。

另外，抽动秽语综合征和其他抽搐障碍也与强迫症有关。20%～30%的强迫症患者报告自己现在或者是以前有过抽动行为。据估计，抽动秽语综合征与强迫症的共病率在36%～52%之间。另外，有5%～7%的强迫症患者深受抽动秽语综合征折磨。

四、当心身边的“强迫症”

大部分强迫症患者在发病之前都有性格上的缺陷，他们过分拘谨，做事犹豫不决，缺乏果断力及创新精神，往往过分注意细节，力求十全十美。在处理事物时，他们往往有不安全感、不确定感、不完善感。同时，他们的性格特征是为人谨慎、墨守成规、缺乏通融和幽默感，太过理性；内心常常有明显的冲突，徘徊于服从与反抗、控制与爆发两种极端。他们常常对自己、对别人要求很高，结果总是批评别人不好，怀疑和否定自我，缺乏自信心，因此无法接受自己强烈矛盾的内心冲动。当处境困难或遇到挫折时，他们就有可能诱发出强迫症状。

当然，不是每个强迫症患者都具有以上所有特征，而且性格表现只是一种表象，判断重点在于其发病原因。同时，强迫症患者也具有许多优秀的人格特质，以上只是列举了部分患者的某些性格特点。

强迫症多在30岁之前发病，以脑力劳动者常见。某些强烈的精神因素是起病诱因，强而不均衡型性格的人易患此病，其性格主观、任性、急躁、好胜、自制能力差，少数患者具有精神薄弱性格，自幼胆小怕事，怕犯错误，对自己的能力缺乏信心，遇事十分谨慎，反复思考，事后不断地想并多次检查，总希望达到尽善尽美，在众人面前十分拘谨，容易发窘，对自己过分克制，要求严格，工作认真负责。

1. 你是否总觉得事情做得不够完美

在现实生活中，有的人无论是对人还是对事，都希望自己是一个完美主义者。然而他们也时常因为自己做人或者做事树立的标准太高，事事要求无懈可击，一旦达不到自己的要求，或者做事失败，就产生自我责备。如果给他们一次机会，那些过度追求完美的人往往都会从头再来一次，一定要将事情做到最好。长此以往，就十分容易患上强迫症。

有的人总是不停地洗手，总觉得手没有洗到最干净的状态；有人会情不自禁地数大楼的窗户，数错一个，一定又会从头数起，反复进行；有的人做事怕出错，反复检查，仍总是不放心；还有的人走路的时候要盯着马路上的格子，一步要刚好跨一个格子才行，否则就无法走路……其实这些强迫症的症状往往都是过度追求完美的心理所致。

（1）成功人士的完美情结。

有不少名人自曝自己有强迫症，如著名球星贝克汉姆、好莱坞影星莱昂纳多等。成功人士易患强迫症的原因正是成功人士的完美情结。

成功人士之所以能成功，是因为成功人士天生就有不断追求完美的欲望和激情。他们做事认真、刻板，往往对自己要求过高，有强烈的完美感，特别讲究秩序。事情若没有做到最佳，哪怕是一个细节不够完美，他们也一定会一切从头再来，直到完全做好为止。可以说，做事认真是成功的必要条件之一。

追求完美和获得成功很容易形成一种互动。越追求完美，人越容易成功；取得的成功越多，追求完美的欲望就越强。这样，在完美主义的推动下，人就会拼命工作，成功也随之成了一种强迫的需要。久而久之，人就会在不知不觉中，走进强迫症的窠臼。

与此同时，成功人士对自己的高要求，也会加大对自己的压力。压力过大同样也会加重强迫症。例如，在公共场合，他不能乱说话，不能乱喝水，工作也变成由外在动机而不是内在动机所主宰。正是在这种压力下，他对自己的要求也会再次提高。为了满足他人的期望而过分考虑功利目标时，人离天性就会越来越远，变得越来越刻板，而这时候心理功能受到扭曲，就会以强迫症的方式表现出来。

（2）白领人士的完美情结。

信息社会，社会竞争日益激烈，工作和生活的节奏不断加快，压力也随之增加，导致强迫症的发病率不断上升。越来越多的都市白领成为压力的最大受害者，患上了强迫症。目前，强迫症发病率约占人口的0.05‰，男性多于女性，脑力劳动者所占比例越来越大。从这一数据可以看出，白领阶层的发病率比较高。那么，是什么原因导致强迫症青睐白领呢？

都市白领阶层的工作一般具有压力大、竞争激烈、淘汰率高的特点。在这种环境下，内心脆弱、急躁、自制能力差或具有偏执性人格或完美主义人格的人很容易产生强迫心理，从而引发强迫症。

其中完美主义人格者表现得尤为突出。在竞争激烈的环境中，他们为了能够保住自己的职位，或是为了提升、加薪，会给自己制定一些不切实际的目标，过度强迫自己和周围的人去达到这个目标。然而高目标往往都是很难达到的，或是不可能在短时间内达到的，因此他们在现实与目标的差距中痛苦挣扎、焦虑不安。此外，自幼胆小怕事，对自己缺乏信心，遇事谨慎的人在长期的紧张压抑中会焦虑、恐惧，为缓解焦虑恐惧就会产生诸如反复洗涤、反复检查等强迫症行为。

总之，强迫症患者要学会顺其自然，做完就不再想、不再评价。特别是完美主义人格者，要学会肯定自己，少与他人攀比。俗语说："金无足赤，人无完人。"不要过分在乎自我形象或是他人的眼光，不要执著于零缺点。

（3）不务实的人。

有相当多的强迫症患者在患病前就已经表明自己是"思想上的巨人，行动上的矮子"。他们往往具有空想的癖好，但惧怕付诸实践，因为知道自己幻想的很多东西都难以实现。比如，一个身体有残疾的人，总幻想有一天早晨醒来，身体的残疾症状消失不见，自己可以像正常人一样生活。空想中的美好情形与现实的巨大反差，使他们难以忍受，情绪低落，压抑。于是，这种不可能实现的空想所带来的精神压力只能变相通过强迫症的症状来缓解。

（4）极具责任感的人。

极具责任感也是过度追求完美的一种表现，因此极具责任感也是强迫症的一种诱发因素。一个敢于承担责任的人，随时都抱着要对自己和他人负责的态度。尤其是当他感到责任重大的时候，为了对所有人的生命财产安全负责，肯定会倍加谨慎和小心。为了把风险降到最低，这些人做事时通常都会更仔细地核对，这就为强迫症的出现埋下了祸根。尤其是一个因此前自己工作的疏忽而造成重大事故的人，更容易在类似的场景下诱发出强迫症，重者可能患上强迫仪式。

强迫症患者往往是超我特别强的人。超我有两个部分，一个是完美自我（就是对自己进行完美苛求），另一个就是责任感和良心（对自己的不完美进行苛责）。他人的赞赏累积而成完美自我，而惩罚便慢慢内化为良心和责任感。出于责任感，他们做事谨小慎微、一丝不苟、优柔寡断，甚至敏感多疑，在这样的个性基础上，加上某些现实因素的激发，难免会导致强迫症状的出现。

特别是有一部分人，为了确保自己期望的结果出现，还会将责任夸大，从而实施多次的检查确认或者是反复重复某一动作。比如锁门，其实第一次已经锁好了，但是因为夸大责任的影响，他们会认为自己对家庭和社会的安全负有极大的责任，会增强自己检查的渴望，致使他们明知已经锁好了但如果不反复检查就会深感不安和焦虑。

此外，还有些人很难区分事态的危险程度，他们不能根据情境中缺乏危险的信息得出“情境安全”的结论，所以即便是在毫无危险可言的情境中也让自己的责任感处于一个很高的水平，从而导致强迫动作或强迫思维的出现。

总之，强迫症的出现绝不是单一因素引起的，有外部刺激条件的激发，更有内部性格因素的作用。

2. 你是否难于与他人相处

案例 2

一位三十多岁的财务总监精神抑郁地来到心理咨询所。

他说，他在工作中属于对自己、对部下都苛刻的人，对部下的工作反复检查，从不放心，结果除了老板对他满意外，部下对他都很不满。

他又说，在生活中苦恼很多，人们都说他难以相处，因为他有洁癖和许多清规戒律，不愿意让任何社交打乱自己有条不紊的生活计划。结果，他不仅找不到合适的女友，连比较知心的朋友也没有。

他问心理咨询师：是不是我的性格有问题？

心理咨询师说：通俗来说是性格问题，用心理学术语来说，就是强迫人格。

财务总监问：什么是强迫人格？

心理咨询师说：像你所说的过分苛求有条不紊，过分的洁癖，社交上的过分严谨，都属于强迫人格。

财务总监问：强迫人格是好是坏？

心理咨询师说：强迫人格的人有其优点，譬如特别适于担任财务工作和检查工作，如质量检查、纪律检查等，他们往往能够比别人更严谨周密地做好这些原本就需要严谨周密的工作。

财务总监又问：那坏处呢？

心理咨询师说：就像你所表现的，他们可能不够通情达理，缺乏灵活性，人际关系紧张，还可能因过分苛求自己和他人，增加了工作的支出，使自己过于劳累，容易在日复一日过于苛求自己的过程中患强迫症。

上述案例中，财务总监显示出典型的强迫人格。

（1）强迫人格的特点。

强迫症常常容易产生于有强迫人格的人。据研究，大部分强迫症患者都有特殊的性格特征：多数青少年患者非常爱干净，他们个性顺从、办事认真；成人患者一般时间观念较强，遵守纪律和制度，遇事过于谨慎、优柔寡断，对自己要求过分严格，十分在意别人对自己的看法。

强迫人格，又叫执拗型人格，表现为：产生不安全感；固执、过分拘谨、循规蹈矩，过分自我克制，责任感过强，顾此失彼；墨守成规，优柔寡断，不会随机应变；好洁以致成癖；常要求别人适应自己的生活习惯和工作方式；对自己要求过高，但同时缺乏自信心。

案例 3

工作狂源于强迫性人格

某金融机构经理小王，他从小成绩优秀，对各种活动都积极参与，名牌大学毕业后，在单位里以工作卖力和精力旺盛闻名，同事都称他是工作狂。他平时十分自负，从不怕困难，做事要求完美无缺，甚至会因为下属书写的报告风格不符合他的要求而发脾气。最近一年，他发现自己愈来愈难以保持过去的工作状态了。在和心理咨询师的交谈中，他谈话的态度谨小慎微，言语冗长，他坚信自己有决心和能力把工作做好，但就是觉得时间太少，要做的事很多。他放假也不休息，谁打乱他的计划就对谁发火。心理咨询中，发现他存在许多适应不良的人格特征：求全责备、注重细节、坚持要别人按他的意思做事、工作方式刻板致使人际关系受损，这些特征属于强迫性人格障碍。这种人格常常促使自己不断进取，但对人生的挫折往往难以承受，当工作出现困难时就暴露出问题。这些问题一定要及时解决，时间长了还可能会导致对某些事物过分关注，那样很容易出现强迫念头或行为。

强迫人格的特点主要表现在以下几个方面：①具有强迫人格的人做事谨小慎微，目标远大，追求完美状态；待人接物过分拘谨、不会变通，有点古板刻薄、吹毛求疵。②具有强迫人格的人是典型的工作狂，为了工作可以牺牲一切休息、娱乐等各种在他们看来与工作无关的消遣、放松活动。③具有强迫人格的人喜欢事情有条不紊，井井有条；他们不喜欢任何混乱的状态。

④具有强迫人格的人通常有洁癖，他们喜欢干净整洁、一尘不染，喜欢和谐、对称，喜欢宽敞、明亮的环境。⑤具有强迫人格的人通常比较怀旧，不喜欢抛弃旧东西；喜欢安稳，不喜欢飘忽不定、动荡的生活状态。⑥具有强迫人格的人做事优柔寡断，特别是遇到自己不习惯、不熟悉的新事情，犹豫不决难以作出决断，或作出决断后又常常后悔自责。⑦具有强迫人格的人，对待感情采取克制的态度，绝不轻易流露出自己的感情。⑧具有强迫人格的人，习性吝啬，舍不得花钱。

总之，强迫人格突出的是对自己的强迫。他们强迫自己嵌入一种自认为理想周全、万无一失的模式中。他们处事严谨或者吹毛求疵，任何人和事都嵌入到一种刻板、循规蹈矩的模式中；他们只顾工作，不懂得娱乐消遣，强迫自己进入一种周密谨慎的工作模式中；他们希望天下事情有条不紊，希望把自己以及与自己相关的世界，嵌入井井有条的模式中；他们喜欢和谐、对称、整齐、洁净，强迫自我进入干净和谐的整齐模式中（比如，强迫症患者希望房间整齐，也希望摆设和谐，写文章还注意结构对称，其实都是强迫人格的表现）；他们遇到事情犹豫不决，难以作出决定，习性吝啬，舍不得花钱，以及不愿意扔弃旧东西等，强迫自己进入一种稳定不变的模式中。他们不愿意破坏现状，因为现状是他们所习惯的模式，而作出新决定总要抛弃旧现状，这和扔弃旧东西是一样的。

与此同时，强迫人格的人不仅对自己有高要求，也强迫周围的人像他们一样做事细心、稳重，或像他们一样爱干净。具有强迫人格的人，力所能及地强迫自己和强迫环境。当他在家中当家做主时，就强迫家人；当他和别人同居一室时，就强迫室友；当他成为领导干部时，就会强迫下属像他一样有条不紊、舍身忘我地工作，制定种种他人认为风格独特的清规戒律，就像上述案例中的主人公，对下属要求苛刻。

（2）强迫性人格的成因。

第一，与家教方式有关。每个家庭通常有处于领导地位的主导成员，其他成员则处于次要服从地位。这样，主导成员的个性很大程度上决定了不同的家教类型。

苛责型家教一般具有不合理的教育目标，家长没有掌握孩子的心理特点，喜欢用成人的标准对孩子提出过高的目标要求；多注重孩子形成行为结果，若孩子未完成家长制定的目标，常求全责备，一味地唠叨，孩子很容易失去自信，对实现目标的兴趣淡薄；另外，家庭管教过严、专制易使孩子缺乏独立性和灵活性。溺爱型家教一般具有合理的目标，并能使孩子了解努力的方向。但家长平时为了满足孩子的好奇心，不惜牺牲其他成员的利益满足孩子的要求。当孩子遇到困难时，多采取包办代替的方法，孩子在长久的保护伞下，丧失了面对、应对挫折的勇气以及自我成长的机会。

苛责型、溺爱型家教最容易导致孩子形成强迫型人格。所谓强迫型人格，即孩子形成了稳定的具有强迫症性质的思维品质、处世态度、做事程序以及情绪情感特点。具体表现为：具有思虑多、杞人忧天的情绪情感特点；过于严肃认真、注重细节而忽视全局；刻板固执、无法应付环境的突然改变；具有斤斤计较、追求权势地位的自我中心观念。

第二，与多次受重大打击或受骗上当有关。强迫人格的形成与个人的生活经历有关，通常都会有一定的外界环境刺激。他们会经历一些突发事件，如亲人亡故、父母离异、家庭矛盾等重大精神打击，或多次上当受骗。由于上述原因引起的心理紧张、情绪波动会给当事人带来难以承受的心理伤痛，因此会导致其个性的突然转变而形成强迫人格。

第三，与神经活动类型、躯体疾病有关。

3. 你正在从事什么工作

性格的形成，受先天因素的制约，但更多的是受后天环境的影响。俗话说："近朱者赤，近墨者黑。"在不同的行业领域，当然也会塑造出不同的性格。即使是同一个人，若进入了另一个行业领域，多年后可能也会发展变化成不同性格的人。可见，不同的职业要求会塑造出不同的性格类型。

强迫症的形成，也与某些特定的职业有关。强迫症在那些要求严格、责任心强、稍有疏忽就易造成重大经济损失或身体伤害的职业领域中容易出现，如单位的财务、会计、出纳，贵重物品的仓库保管员，药房的配药员，电脑操作人员，飞行师，检察官，医生，护士等。这些工作本身就严格要求从业者必须认真执行操作程序，经常仔细检查、核对以保证每一个环节或步骤的准确无误。若心理素质欠佳，人格存在相应的缺陷即具有较突出的强迫型人格，如办事死板、对自己苛求严格、举止僵化、墨守成规等，在此基础上又遇到一些外部不良刺激尤其是与职业有关联的事件，如工作出错造成企业巨大损失，受到领导严厉批评，或耳闻他人在同类工作中因工作疏忽而发生严重事故等，就很容易促发强迫症。

强迫症患病率没有性别差异，但男性起病比女性早。清洁行为多见于女性，而检查行为更多见于男性。和数字、符号打交道的职业人群，特别容易出现强迫症状，比如审计、会计、统计、银行职员。这类与职业密切相关的强迫症患者，在症状形式上多表现为强迫怀疑、强迫检查和强迫核对。如有一财会人员，平时做账仔细认真，每逢月底做财务报表更是不厌其烦，逐一检查，核对，时间不够宁可加班加点，一定要保证工作的精确无误，所以工作十多年从未出过差错，大家公认他的财务工作质量高，唯一的缺点就是速度慢了些。在这种工作环境中的人，精神压力都会比较大，压力越大，反过来越加重了强迫症行为。

4. 你是否正处于青春期

任何年龄时段的人，都有可能患上强迫症。但相比之下，青春期是强迫症的高发年龄段。主要有以下几方面的原因：

（1）青春期性幻想造成精神活动异常。

进入青春期的男女，也经历着身体上的蜕变，呈现出第二性征。当一个人进入青春期后，便会有越来越强烈的性欲望，由于受社会道德规范和自身理智的约束及控制，未婚青年的这种欲望未能得到满足，因而常常以性幻想的方式使这种被禁止的欲望部分地、可容忍地表达出来。但如果长期无休止地沉溺于性幻想，大脑皮质相应区域就会形成惰性兴奋灶，这很容易导致主体出现精神活动异常。

（2）青春期过分压抑性幻想导致强迫症出现。

虽然过分沉溺不利于健康，但控制和压抑也要有度。性幻想是人类性本能的正常表现，人在性成熟期都有不同程度的带有乱伦色彩的性幻想，它是性本能从童年走向成年、从自身走向对象的一个不可或缺的环节，是婚前生理和心理宣泄情欲的一种自我调节形式。性幻想如果受到过分的压抑和禁锢，就会出现身心发展的停滞、倒错，会留下某种心理变态或者精神疾病的种子。精神分析认为，再没有比性压抑与神经症的关系更为密切的了。

5. 你是否对自己的病情有所隐瞒

同是强迫症，但在不同人身上的表现却不同，有些患者病情轻微，有些则是到了难以治疗的严重程度。究其原因，有患者本身人格不同的影响，也有隐瞒病情从而导致疾病迁延泛化的情况。

很多强迫症患者最初病情轻微，但由于觉得自己的思维和行为不正常，甚至误认为自己患了严重的精神病，从而在人前竭力掩饰自己的病态甚至回避就医。其实，掩饰和回避只会拖延问题的解决，增加治疗和自救的困难，使病情迁延泛化，发展成为严重强迫症。据统计，所有强迫症患者中仅有四分之一的患者寻求专业救助，而且往往是在发病后几年才寻求专业救助，而大多数强迫症患者对自己的症状感到羞耻，想方设法保守这个秘密。

作为对紧张生活事件的反应，轻微的强迫症并不难于治疗，且预后良好。

然而发展到严重强迫症，治疗就困难了。此时，强迫症几乎完全主宰了患者的生活，令他们相当痛苦，且强迫症时常伴有抑郁症、恐惧焦虑障碍、饮食障碍和局部肌张力障碍，同样还可能造成紧张性头疼、肠胃功能紊乱等问题。

总之，严重强迫症的危害甚为严重，患者要尽量避免自己的病情达到严重的程度再去治疗。据调查，25% 的精神疾病患者患有强迫症，可见这种疾病并不少见。但强迫症并不等同于严重的精神病，患者没有必要隐瞒家人，带来因延误治疗而发展成为严重强迫症的隐患。

强迫症的出现有一个自身发展的过程，既有先天因素的影响，也有后天环境的影响。拥有同样的人格基础（如双胞胎），有些人会患强迫症，有些人却不会患上强迫症；同样，在相同的社会环境下（如特定的职业），有些人会患上强迫症，有些人却不会。因此，我们所谓的易患强迫症的人群，也不是说他们一定就会患有强迫症，大家不能对号入座。但同时，希望这些人能够更好地做到自我预防。

第二节　强迫症知识问答

一、什么是重症强迫症

重症强迫症是强迫症发展的严重阶段，重症强迫症不仅难治，而且对患者伤害也特别大。研究显示重症强迫症常会导致患者躯体功能、心理功能甚至是社会功能的受损。

强迫症状一直得不到有效控制的重症强迫症患者与一般的强迫症患者相比，在疾病表现方式、症状延续时间和病情控制难度上都处于更高的层次。重症强迫症的表现不仅在常人看来是荒谬不可理解的，患者本身还会渐渐表现出明显的退缩离群、情感淡漠等特征。随着病情的进一步发展，还会出现思维联想障碍和妄想、幻觉。

此外，严重强迫症患者所表现出的不自主的、刻板重复的动作和意识行为维持的时间更长，自我控制更加困难，非常严重地破坏了患者所有的正常生活，会让他们手足无措。也正是基于重症强迫症表现出的上述诸多特点，其病情控制和治疗难度远远超过一般的强迫症治疗。

二、强迫症是否会遗传

家庭研究提出，强迫症有显著的家庭聚集性。Nestadt G 进行了一个家系研究，以80名强迫症患者及其383位一级亲属作为研究对象，并用73个一般家系作为对照（包括300名一级亲属）。结果显示，强迫症具有家族性且年龄早发与强迫症家系中强迫症的患病率有一定关系。

Carter 等对100例强迫症患者（包括儿童青少年期起病和成年期起病）的466名一级亲属进行访谈，并将33名无精神病者的113名一级亲属作为对照组，发现强迫症患者亲属罹患强迫症的比例明显高于正常对照组（47：466；2：113），而且早发（18岁前起病）强迫症患者的亲属患此病的比例更高，是成年期发病者的2倍；同时还发现强迫症患者亲属的焦虑和抑郁症的患病率也高，亲属这种焦虑和抑郁症的罹患率与先证者强迫症的发病年龄相关，早发强迫症患者亲属的患病率明显高于晚发者。

国内杨彦春等对90例强迫症患者进行家系研究发现，强迫症患者一级亲属中多种精神疾病的患病率增高，先证者父母中，亚临床强迫症、焦虑症及其他神经症的患病率分别为58.82‰，41.17‰，29.41‰；而对照组分别为3.0‰，0‰，0‰。

总体上，除出现强迫症状外，强迫症患者父母的焦虑、抑郁水平也较高，心理卫生状况较正常对照组差。孩子的心理健康很大程度上依赖于父母的心理健康，父母的心理障碍可能产生代际遗传，这与疾病本身的生物遗传性和父母心理障碍所导致的家庭环境功能失调有关，父母患心理疾病会影响父母的教养方式，使孩子长期处于一种慢性的应激环境中，进而导致强迫症的发生。

三、强迫症是否会传染

强迫症具有遗传性，患者可能将某些疾病特征遗传给他们的下一代，这是一种纵向的传播。那么，它会不会横向传播呢？强迫症会传染吗？

强迫症虽然不像其他传染性疾病一样可以直接将病毒传播给周围人，但这并不能说明它一定不具有传染性。如果我们广义地理解“传染”这一概念，强迫症就能够与传染挂钩。近20年的调查结果显示，强迫症有家族聚集现象，这可能与家庭内部行为模式相互影响和文化因素有关，这一因素可以理解为一种变相的“传染”。

在临床上，强迫症对周围的人具有感应性和暗示传播性的影响。这一类病症原发者和被“感染”者往往生活在同一环境中，多为长期相处、密切接触的亲属或挚友。他们相互关怀、体贴，甚至相依为命，有着共同的生活体验和背景，而且还有相同的需要和愿望。原发者多为长辈，被感应者多处于从属和依赖的位置，原发者在其心目中具有较高的威信和尊严，因而易被其感应，引起共鸣。

还有一种情况，由于人们最初对强迫症性质不了解，当患者表现出症状时，人们容易引起广泛的紧张和恐惧情绪，在相互暗示和自我暗示的影响下，原本健康的人也可能沾染上疾病元素。

可见，从以上的角度考虑，强迫症可以说是具有一定“传染”性的。换句话说，强迫症患者长期不愈可能会影响到周围人的行为表现，甚至令他们出现相关症状。也正是基于这种原因，患有强迫症的患者一定要及时接受治疗，尽快康复，这不仅有利于自身健康，更有益于周围人。

四、哪些强迫症患者不宜服用安眠药

对于多数容易失眠的强迫症患者来说，服用安眠药也是不错的选择，但并不是所有患者都适合服用安眠药，有些患者服用安眠药可能会对自身造成更大的伤害。那么，究竟哪些强迫症患者不宜服用安眠药？

（1）孕妇忌服安眠药。有的安眠药可能会使胎儿畸形，还可能导致新生儿哺乳困难、黄疸和嗜睡。

（2）哺乳期妇女忌服安眠药。如果在哺乳期服用安眠药，安眠药的成分可能转移到母乳内，对新生儿造成不良影响。如果母亲在哺乳期中服用安眠药，需避免哺乳。

（3）年老体弱者忌服安眠药。因为如果药物白天残留较大，会有头晕和走路不稳等副作用，可能给年纪大、身体较弱者带来危险。

（4）有心脏、肝脏及肾脏障碍者忌服安眠药。安眠药主要在肝脏中转化，由肾脏排除，所以肝肾疾病患者不宜服用安眠药。

（5）睡眠呼吸障碍者忌服安眠药。安眠药能加深中枢抑制，所以呼吸道阻塞性疾病或睡眠呼吸暂停患者不宜服用安眠药。

（6）急性闭角型青光眼及重症肌无力患者忌服安眠药。这些患者服用安眠药时，症状会急剧恶化。

（7）喝酒后不宜服用安眠药。酒精和安眠药一样有抑制中枢神经的作用，不要同时使用，以免中枢神经过度抑制造成伤害。

五、若父母是强迫症患者，会对孩子造成什么影响

Valleni – Basile 等通过自我报告的问卷方法对强迫症人群的家庭环境知觉进行了测量，发现青少年强迫症患者在家庭中缺乏情感支持和亲密感。Ehiobuche 发现，在强迫症量表上得分高的人的父母对孩子有过多的拒绝、过度保护和缺少情感温暖。Hoover 和 Insel 访谈了 10 名强迫症患者及其家人，发现他们的家庭环境多以过度干净、过于谨慎为特点，但是并没有强迫症的自我扭曲体验，也没有日常生活功能上的干扰。家庭会将强迫行为看成是“正常”的，因此在病情恶化到一定的程度时，强迫行为才会引起注意。

另有研究指出强迫症患者的父母具有严厉、过度保护、缺乏温暖、对孩子期望值高、不鼓励孩子独立等特点。林雄标等使用父母教养方式评价量表（EMBU）对 60 例强迫症患者和 60 例正常对照组进行评估发现，强迫症病人组情感温暖、理解因子分显著低于正常对照组；而惩罚、拒绝、过度保护因子分显著高于对照组。父母否认、拒绝和缺少情感温暖，易使孩子对自己缺乏信心；惩罚严厉、期望过高，又往往造成孩子拘谨、小心翼翼和追求完美的个性；而过度保护则会妨碍个体独立性、自主性及社交能力的发展，这些可能促成了强迫症病前人格基础的形成。

总的说来，强迫症的发生发展除了受到遗传因素的影响外还受到家庭环境因素的重要影响。父母作为重要的家庭成员，其教养方式在强迫症发生、发展中起到重要作用。强迫症患者的父母较正常人的父母对子女缺乏情感温暖、理解、信任和鼓励，有过多的惩罚、拒绝和否认。这种不良的教养方式可能来自强迫症患者父母的不良心理状况，导致强迫症患者的防御方式、人格等方面出现偏差，从而导致强迫症的发生。

六、患有强迫症的名人

当强迫症的神秘面纱被揭开后，它也被越来越多的人所了解和认识。强迫症并不是什么见不得人的精神疾病，也不是不可以向外人道出的私人秘密。患了强迫症并不可怕，关键是要有正确的认知，能够放宽心，勇敢面对。越来越多的人愿意说出自己的病症，这使我们更加真实地认识到强迫症。

1. 霍华德·休斯患有严重的洁癖

历史上最饱受强迫症折磨的名人当属霍华德·休斯。

在继承巨额遗产之后，这位千万富翁于20世纪二三十年代成为电影大亨，并勇敢地投身飞行事业，名声大噪。但到了1940年，他开始害怕外界的灰尘与细菌，将自己与世隔绝，独居在奢华酒店的客房中，把门窗都用塑料胶布密封，以防细菌、害虫的进入。在待人接物上，他设计了一套清洁隔离系统，并把种种细节详细教授给自己的助手。比如，为了从浴室橱柜中拿出助听器，他的助手必须用6~8张纸巾垫在橱柜把手上，打开橱柜，拿出一块未使用过的香皂给他洗手；而为了拿出装在信封内的助听器，他的助手必须双手垫上15张纸巾。

最后，由于饱受强迫症折磨和严重依赖可卡因，休斯变得异常消瘦。他开始不修理自己的指甲，任其生长，直至形状怪异。当他于1976年逝世时，他面容枯槁，难以辨认，只能用指纹来辨认身份。

2. 贝克汉姆喜欢偶数

“万人迷”贝克汉姆在接受英国独立电视台采访时首次承认自己患有强迫症。

这位足球明星说自己经常沉溺于整理寓所房间、排列易拉罐的事情中，希望每件事情都完美无缺。“当我入住酒店的时候，我会习惯性地整理好传单和书籍，然后放到抽屉里，每件事情都要做到完美。”贝克汉姆说。同时，他还喜欢所有物品都是直线排列或者所有东西都能凑成一对，并把所有的可乐罐整齐地排列在冰箱里，实在放不下了，就收藏到另外的橱柜里。

妻子辣妹也透露了丈夫的一些生活内幕：“他患有明显的强迫症，家里所有的东西都要互相搭配。在他庞大的存衣间里，所有的衬衫和衣服，都要按颜色分别挂好，一点儿不能错。打开我们家的冰箱看看吧，里面所有东西无论从哪个角度看几乎都是坐标排列。我们买了三台冰箱，一台存放食物，一台存放色拉，还有一台存放饮料。放饮料的冰箱，里面所有东西都是对称的，如果有三个罐头，小贝一定会扔掉一个，因为他喜欢偶数。”

3. 查理兹·塞隆被强迫症所扰

前奥斯卡影后查理兹·塞隆接受记者采访时表示，她患有强迫性神经症已经多年了，而且使她在生活中很是烦恼。查理兹是好莱坞明星和世界名流人物中又一位承认自己被这种神经性疾病困扰的人。她所说的强迫性神经症，是焦虑症的一种。患病者总是被一种强迫思维所困扰。日常生活中，他们常常会被一些思想所控制，不由自主地总是反复做某些事情，无法停止。实际上，患病者完全明白在短时间内不断地做这种特定的事情没有必要，甚至感到很痛苦，却苦于找不到摆脱的方法。

查理兹·塞隆最怕衣柜不干净。正像她自己所说，她的强迫症表现在对衣柜的担心上。她反复整理自己的衣服和化妆品，总觉得家里的存衣间不够整洁。查理兹常常躺在床上睡不着，不可自制地反复对自己说："我看到有件东西在存衣间里，那东西不该放那里，太乱了，我该再整理一遍。"

4. 亚历克·鲍德温瞧什么都不顺眼

影片《珍珠港》中的男星亚历克·鲍德温2004年就公开承认自己患有强迫症。他说："我总是觉得周围很多事情让我不满意，哪怕是在家里坐下来看电视消遣，我也很难放松。一会儿觉得杯子不够干净，一会儿看书架上的书被谁动过了。分明是乘豪华轿车出门，我也要整整椅垫，动动车上的鲜花，总认为还有更舒服的角度，或是更好的插花摆法。"这位明星瞧什么都不顺眼，总觉得所有的事情都没有做到完美，但他又希望可以做到完美。

5. 杰西卡·阿尔巴反复检查门锁

影片《罪恶都市》中的女星杰西卡·阿尔巴也曾对媒体说她患有强迫症。杰西卡的强迫症主要表现为她不断检查门锁的强迫行为。她对家里的所有门都不放心。每到睡觉前，她都要在家里到处看看，所有的门锁都要反复检查好几次，不然就不能安心上床。杰西卡的强迫症还显示在她对所做事情的执著上，她对自己的要求是每件事情都做到很有创新思想，而且尽量的完美。

6. 卡梅伦·迪亚兹害怕门把手

影片《霹雳娇娃》中那个身手矫健的性感女星卡梅伦·迪亚兹不敢碰触门把手。她说，她平时用胳膊肘开门比用手多得多，因为她感觉门把手上堆满了细菌，用手去碰太可怕了。就这样，她还要每天洗很多次手。

在卡梅伦家里，门把手被她洗了又洗，刷了又刷，漆皮已经全都剥落，根本看不出原来的颜色了。不过卡梅伦表示，她正在积极地用自制力控制这些无意义的行为，现在她已经觉得不再像以前那么敏感，生活中也心平气和多了。

7. 莱昂纳多·迪卡普里奥非走原路不可

好莱坞帅哥莱昂纳多·迪卡普里奥（《泰坦尼克号》男主角）在2004年的影片《飞行者》中所扮演的航空业巨子霍华德·休斯，就是一个重症强迫症患者。而莱昂纳多在演出这个人物后，回忆他本人经历时说自己从小患有强迫症。比如，如果他在上学的路上踩到过一个水泥裂缝，那么回家的时候也一定要再踩一下这里才放心，哪怕要多绕很多路也必须这么做。他说，他踩过的东西包括别人吐掉的口香糖、泥点痕迹等，莱昂纳多花了很多年的时间，才改掉这个“毛病”。

8. 梅根·福克斯自带餐具

《变形金刚》中的女郎梅根·福克斯，从不在公众面前掩饰自己的“毛病”。梅根在时尚杂志*Allure*上自爆怪癖，说自己有“洁癖强迫症”，每天都被自己的强迫症折磨着！当别人在浴室冲澡时，梅根就感觉到细菌满天飞。梅根还有自带餐具的习惯。“想到你的嘴接触在成千上万人的嘴接触过的地方，所有的细菌都带进嘴里了，恐怖！”梅根说。

此外，查尔斯·达尔文总要将一本很厚的书撕成两半，认为这样才容易携带。而查尔斯·狄更斯也有轻度的强迫症，每到一个地方，他就把房间内的家具重新摆设一遍，并且每样东西都要摸三遍。

这些名人的强迫症，都有一个共同的特点：他们一定要到确认自己做得足够优秀，并且掌握了全局的时候，才肯罢手。

实际上，在某种程度上，若强迫症患者能正确看待自己的强迫症，放宽心态，强迫症反而能帮助其在事业上取得成功。因为这些患者总是能想到别人没有想到的事情，也特别关心别人可能忽略的问题，最终的结果是使他们在特定的方面出人头地。

七、与强迫症相关的影视作品

如今，强迫症已被大众熟知，许多导演也将强迫症搬上了大银幕。在这些电影中，强迫症患者被刻画得十分生动、形象。现介绍一些与强迫症相关的电影，希望读者朋友们可以在休闲娱乐的同时对强迫症有进一步的了解。

《火柴人》(*Matchstick Men*)

［简介］罗伊（尼可拉斯·凯吉饰演）与弗兰克（山姆·洛克威尔饰演）是一对行骗专家（即火柴人）。骗术精湛而老练的罗伊以及老谋深算且野心勃勃的弗兰克从事着小打小闹的骗子生涯，依靠罗伊高明的骗术，他们屡屡使人受骗上当。然而由于罗伊同时罹患强迫症，无法适应现实生活，因此除了行骗外，他过着深居简出、没有任何朋友的生活。罗伊逐渐感到疾病深深威胁着自己的谋生能力，于是他开始寻求心理医师的帮助，以期能尽快恢复自己的行骗生涯。后来，在克莱医生（布鲁斯·奥特曼饰演）的帮助下，罗伊

终于放下心防，开始说出他个人的故事：他离过婚，前妻离开他时好像怀着身孕，所以十五年来他一直不知道自己有没有小孩……之后，罗伊和弗兰克又精心策划着一起新买卖。这时，一个自称是罗伊失散多年的女儿——十四岁的安琪拉（艾莉森·罗曼饰演）突然要和他见面。安琪拉的出现，打乱了罗伊规律有序的生活。安琪拉搬进罗伊家，弄脏他一尘不染的地毯，让倍受强迫症折磨的罗伊几度濒临抓狂的边缘……并由此引出一段有趣的故事。

《飞行者》（*The Aviator*）

［简介］霍华德·休斯是 20 世纪美国电影界和航空界的风云人物，而本电影就是根据霍华德·休斯的生平经历改编而成，讲述了其传奇的人生。霍华德·休斯是美国历史上一位备受争议的传奇人物，他的产业涉及航空、饭店、赌场、好莱坞影视等众多领域，他是美国首位亿万富翁，同时也是鼎鼎有名的花花公子，与好莱坞众多女星传出绯闻。他的一生比电影更精彩，然而在传奇人生的背后他却是一个忧郁症和强迫症患者。晚年的霍华德·休斯患上了神经官能强迫症，他害怕细菌和外面的世界，他经常不受控制地重复说过的话，不停地洗手，如果看到别人衣服上有污渍，他会立刻崩溃，他的强迫症最后使他不得不隐居在拉斯维加斯的酒店里，与世隔绝。

《神探阿蒙》

［简介］故事的主人公名为艾德里安·蒙克，即阿蒙（托尼·夏尔赫布饰演）。阿蒙曾是前旧金山警察局探员，他具有对事物观察细致入微、过目不忘的天赋和高超的破案头脑，他以独特的破案方法破获不少棘手案件，是有名的侦探。几年前阿蒙深爱的妻子被炸弹意外炸死，巨大的打击使他患上了一种强迫症——异常洁癖，极度不能容忍肮脏无序的环境；畏高，对许多微生物心理过敏，害怕人群……这些奇怪的症状让他无法再胜任警队的职务，他在护士（后来成为他的助手）莎伦娜（贝蒂·斯若普饰演）的协助下，开设了私人侦探所。两人就像神经版的福尔摩斯和女性版的华生医生，与探长斯塔迈尔（泰勒·霍华德饰演）以及副手兰迪（特德·莱文饰演）继续侦破种种奇异的案件；同时，阿蒙下决心要找到杀死他妻子的凶手……

《爱在心头口难开》（*As Good as It Gets*）

［简介］故事发生在纽约。梅尔文·乌戴尔（杰克·尼科尔森饰演）是畅销小说作家，同时也是一名洁癖强迫症患者。他非常怕脏，常做出一些仪式行为，这使得他成为一个孤僻的人。梅尔文常常与人起冲突，十分自豪于自己冒犯以及伤害他人的能力，因而被周围人所讨厌，对他避之唯恐不及。梅尔文有一份数十年不变的日常生活作息时间表，每天早上固定在一家咖啡厅里享受早点，而唯一肯忍受他古怪脾气的，只有女服务生卡罗尔（海伦杭特饰演）。离了婚的卡罗尔独立抚养患有气喘病的儿子，这使得许多对卡罗尔有意思的男子知难而退。西蒙（奇尼尔饰演）是一位颇有才华的同性恋艺术家，因为性取向问题与父母关系决裂。西蒙与梅尔文是住在同层楼的邻居，他当然也不喜欢脾气古怪的梅尔文，经常和梅尔文起冲突；而西蒙的同性恋倾向也常成为梅尔文写作时恶意嘲讽的题材。梅尔文、卡罗尔、西蒙这三个郁郁寡欢的纽约客，后来因为相互帮忙、体谅彼此的困境，开始搭起友谊的桥梁。在一次陪同西蒙返家会见父母的三人行之中，梅尔文发现自己已深深爱上卡罗尔，此股情愫更是激励梅尔文开始卸下防卫、敞开自己。梅尔文的心灵开始有了变化，他逐渐学会了帮助别人。

《购物狂》

［简介］方芳芳（张柏芝饰演）是一个患有强迫症的人（购物狂），她每到百货公司见到喜欢的东西就会不惜一切代价地买回来，不仅刷爆多达几十张的信用卡，还欠下了许多私人债务，令经济陷入困境，更因此失业。即便因此导致了多次失业，她仍不能控制购买的欲望。芳芳痛下决心去看精神科医生。简仁（刘青云饰演）是城中专医购物狂症的精神科医生，自己却是个患有选择恐惧症的病人。刚巧简仁的护士周佳生（邵美琪饰演）早产，简仁与芳芳合作为佳生接生，芳芳因此替代了佳生的工作。于是，简仁解决了芳芳的失业并治好了芳芳的病，芳芳则为简仁解决了在购物选择上的难题，两人互补不足，简直是绝配。芳芳遇到了一个购物时喜欢人争我也争、争到又后悔的何穷富（陈小春饰演）。芳芳认为穷富有购物狂症状，建议穷富看医生，但穷富生性吝啬，嫌医疗费贵。芳芳认为穷富跟自己一样负债累累，便同情穷富，充当医生教穷富治疗购物狂症的省钱方法……由此，三人间发生

了一系列有趣的事情。最后，在小风的帮助下，三人终于找到了自己的幸福。

《购物狂》真实地描写了现代都市人因工作、生活的压力而迷失自我、产生精神病态的现象。

第三节　强迫症的临床分类

强迫症患者因自我强迫和自我反强迫而造成精神痛苦，而强迫症的临床表现主要为强迫观念和强迫性动作或行为两方面，同时伴有焦虑和苦恼状态。

一、强迫观念与强迫动作

1. 强迫观念

强迫观念，即某种联想、思维、回忆或疑虑等反复地出现，患者难以自控，想摆脱却又无法摆脱。

案例 1

云是一个20岁的在校女大学生，她有着含羞草似的腼腆神情，说话时扭动着小巧玲珑的身体，看上去像一个还在念初中的小女孩。但是，她却已经有了多年“强迫症”病史。她诉说的主要症状是“我觉得自己的思想被什么东西卡住了，我过不去，可又退不回来，因此我不知该怎样去感觉”。另一个症状是“夜晚我想入睡时，却感到有一样东西拼命地把我往上拉，令我无法入睡”。这究竟是一种什么感觉呢？云自己作了详细的解释：五年前，她发现自己的思想常常会情不自禁地集中在某一个念头上。例如放学后她一离开教室，就会反复回想是否有什么东西又遗落在课桌里。诸如此类的问题常常搞得她头昏脑涨。在亲戚的建议下，她去了医院的心理门诊。可是等她回到家中，却发现自己又产生了新的问题，即她按照医生的要求练习放松，改变思想方式后，却发现自己被卡住了，再也回不来。她说医生的方法并不能解决她的问题，还不如回到以前的感受中好受一些。然而，她惊恐地发现自己已经失去了原来的感觉，回不去了，只能吊在半空中。经过深入的咨询，才了解到原来她有自慰的习惯。几年来，她一直努力地想戒除这种习惯，但不仅未能改变不良习惯，反而愈演愈烈，从而产生了严重的挫折感和自卑感，使得自己失去了心理成长的勇气，形成强迫症，徘徊在某种强迫观念中。

强迫观念，常见的有如下几种：

(1) 强迫联想。

所谓强迫联想，其实是隶属于强迫观念的一种思维状态，有这一表现的患者往往会由某种刺激反复联想到一系列不幸事件会发生，虽明知不可能，却不能克制；或者当听到或看到某一个观念或某一句话时，脑子里便不由自主地联想起另一个观念或词句。有些人总担心亲人，总做无意义的联想；还有的患者表现为一看到某种刀状物就反复联想到可怕的情景，如看到水果刀切苹果就马上联想到杀人。

强迫症的表现形式多种多样，联想强迫症就是其中一种。联想强迫症患者只要看到或者是听到某些特定的事物就会不由自主地联想到一些让自己产生恐惧、紧张、忧虑、担心的情景。联想强迫症的主要表现就是强迫联想。

虽然强迫联想的联想内容各不相同，但专家指出，联想强迫症患者的想象内容一般都是能够激起自己紧张和恐惧情绪的。另外，出现强迫联想的患者一般都具有一种强烈的焦虑和恐惧情绪。

案例 2

有一位二十多岁姓李的男性病人，来诊前两年他高考落榜，心情不好，常胡思乱想。一天，电视、广播同时转播某报有关打击刑事犯罪的社论。他听后，脑子里闪现出这样一个念头：自己的父亲是干部，若有犯罪行为怎么办？他感到十分紧张，谴责自己不该出现这样的念头。谁知这念头反而缠着他不离开了。从此，他的脑海中常常出现类似的念头，甚至从父亲一个人发展到全家人（甚至包括嫂子怀的胎儿）身上，并且脑中的犯罪情节越来越复杂、逼真、可怕。这些念头的出现使他恐慌不安，唯恐有“魔法”使他的念头成为现实。他从理智上知道这些念头不符合事实，于是不管正在做什么，只要念头一出现，就用理性进行批判、辩驳。例如，若洗脸时念头出现了就举着毛巾不动，进门时如果念头出现了就抬着腿不动，并马上用理智批判这些念头，直到自认为批判透彻了，家里的人没有危险了，才继续做完事情。每次批判的时间可长达 1 ~ 2 小时，严重地影响了他的生活和学习，使他不能正常地生活。

案例 3

周围的人都笑阿伟是个神神叨叨的人，因为生活中的阿伟每听到或想到某些事情就不自主地联想很多不吉利的情景。例如，看到黑衣服，便想到黑无常或妖魔鬼怪，看到红色便想到血和凶杀，看到有人抽烟便想到火灾，看到地上的树枝、草地便想到有很多虫子和野兽……因此，为了远离不吉利，阿伟有很多奇怪的行为，如碰到穿黑衣服或红衣服的人，他要绕道走。有时候朋友向他说起生活中的不顺，他会联想到，这位朋友最近被鬼神缠身了，接下来会有更多的不幸，自己要远离，否则，灾难便传到自己身上。正因如此，阿伟的人际关系很不好，很多人都害怕自己的一些细节会引发阿伟产生许多不吉利的想法。

案例 4

大学生小梅选修了探讨艾滋病的课程，课堂中老师提到有的艾滋病患者会进行社会性报复，小梅想起来就觉得心有余悸。在路上，看到树枝，她会想到会不会是艾滋病患者故意放上去的，上面涂有自己含病毒的血来报复社会，她甚至会走回去，看看那树枝有没有异常；走路时，不小心手脚被什么东西轻轻刮了一下，会马上想到是不是艾滋病患者放置的、带自己病血的尖锐的东西来害人，会反复检查自己被刮的地方有没有细小的伤口；下雨时，屋檐上的水滴在自己身上，就想到是不是艾滋病患者让自己的病血顺着雨水滴下来传染病毒，回宿舍后会不断清洗……

（2）强迫回忆。

患者反复地回忆、回想曾经做过的、经历过的某些无关紧要的事，虽明知无任何意义，却不能克制，非要反复回忆不可，否则就会焦躁不安。譬如，总是反复回忆自己出门时是先踏出左脚还是先踏出右脚，如果不能回忆清楚便觉得十分苦恼。

案例 5

莉莉和男朋友分手很久了，可每天总爱回忆和男朋友在一起的点点滴滴，虽然这些已成为过去，回忆不仅毫无意义反而徒增烦恼，可莉莉似乎已经养成了一种习惯，每晚睡觉前都要回忆和男友在一起的过往，否则就不能入睡。在这种强迫性回忆的控制下，莉莉的生活已经受到严重干扰，无法摆脱痛苦。

（3）强迫怀疑。

患者对自己的行动是否正确产生不必要的担忧，要反复核实。譬如，出门后总怀疑自己门窗没有关好，须反复数次回去检查，否则会焦虑不安；又或者某些财会人员总怀疑自己账目没有做精确，等等。

案例 6

小云的宿舍中有个女孩有很明显的强迫症，英语四级考试报名后，她一次次地找负责报名工作的同学，以确定她的姓名、学号等没有填错。后来，考试报名表交上去了，她就一遍遍问小云，报名表上是不是她的名字和学号等，最后竟发展到怀疑自己学生证上的名字是不是写错了。

一天中午，小云午睡刚醒，见她站在自己的床前，眼睛发直，惊恐地问小云："你看清楚了吗？报名表上是我的名字吧？"

还有一次，她在上铺躺着，突然就爬下床，而且还嚷着："我要看一看报名表，我总怀疑报名表的名字写错了。"

案例 7

小王是某中学的学生，是班里的英语科代表。一次她看到班上的某位同学因为没交英语作业而被老师在办公室狠狠地训斥，但后来发现该同学的作业掉在了老师办公桌底下。想到自己把班上同学的英语作业放到老师办公桌上时，曾不小心把同学们的作业碰翻在地上，她便怀疑自己是否收拾时没清点，导致那位同学的作业掉在了某个角落里。虽然老师并没有为此事而过问她，但从此，她对很多已完成的事情，总是怀疑没有做好，总是反复检查。如上交同学作业时，怀疑自己把同学作业遗漏；离家时，怀疑自己是否关好门窗；投递信件时，怀疑自己地址写错；考试时，总怀疑自己做错，反复检查，导致不能在规定时间内完成考试，成绩下降。经常冒出的怀疑和担心让小王疲惫不堪，严重影响了她的学习和生活，她为此很痛苦。她想让自己停止对事情的怀疑，但总控制不了自己，感到十分纠结和不安。

（4）强迫性穷思竭虑。

患者对自然现象或日常生活中的琐事进行反复思考，虽明知毫无意义，却不能克制。譬如，患者常常反复思考"自家的房子为什么朝南而不是朝北”、“人为什么叫人”、“人为什么要洗澡，谁最先洗澡，如果不洗澡会出现什么问题”等毫无意义且不可能有答案的问题。

案例 8

高三年级的东东很苦恼，面临着紧张的高三学习，脑子却总不听使唤，不好好思考考试学习的内容，总止不住去思考一些没有必要的事情，如为什么人要长两只眼睛，为什么一加一等于二，教室的两盏灯哪个更亮等。当有人告诉他两盏灯亮度一样，他又在想是不是真的一样，有什么凭证，不断逼迫自己往下追问，没完没了。东东自己也知道思考这些问题无助于现在的学习，而且也没现实意义，但还是难以控制，越不让自己想，越想得厉害，他不知道自己为何会这样。

强迫性穷思竭虑与探索型人的区别：

强迫性穷思竭虑患者在刨根问底的人中很多见。这种人老是问一些无聊或者一些暂时无法回答的问题。譬如“我从哪里来，我到哪里去”、“为什么受伤的总是我”、“人为什么会从一个受精卵长成一个成人”，又如“什么叫成功，成功是不是有一个公式”。然后就反反复复地想，做功课时想，工作时想，睡觉前也想，他与那种有探索精神的人不一样。有探索精神的人有时候会放弃这种想法，甚至转移到其他的研究方面；而强迫性穷思竭虑的人不是这样，如果他们停止思考这些问题，他们就觉得生活的秩序被打乱，会明显地感到不安。这些问题没解决之前，他们什么问题也不愿意想，什么事情也懒得做，而这种问题在常人看来，似乎根本没必要关心，或者用一两句话就可以解决了。患者想的那些奇怪的问题，会长久地存在，久而久之，那些想法更是挥之不去，患者感到既痛苦又无助。

另外，具有强迫性穷思竭虑的人口才特别好，因为他们对某件事情关注得过于厉害，所以也确实对这个问题有一定研究，但你能发现他们有明显的偏执，有点“走火入魔”的味道。这时候我们就要小心，因为患有该症状的人本人无法察觉，还以为自己是在为伟大的事业而奋斗。

（5）强迫被污染。

患者总觉得自己身体的某一部分被污染了，或者总有一些污秽不堪的画面在脑中徘徊，难以驱散。譬如，不小心碰到艾滋病患者的手，就认为自己的手被污染了；又或者和感冒咳嗽的人待在一个房间里，就认为自己的呼吸系统被污染了。

案例 9

王丽有一个很不好的习惯，每次一路过有垃圾桶的地方，就觉得自己的身体、呼吸被垃圾桶里的脏东西给污染了，立即会难受得不得了，怎么也摆脱不了。即使没有碰到垃圾桶，只是远远地看到，她也会觉得自己被污染了，回去后必须要全部清洗，包括头发、指甲、鼻子内部等。王丽说这种老是觉得被污染的想法，已经严重地影响了她的生活。

（6）强迫对立思维。

两种对立的词句或概念总是反复地在患者脑中相继出现，从而让患者感到苦恼和紧张。譬如，想到“拥护”，头脑中就立即出现“反对”；说到“好人”，立即想到“坏蛋”等。

（7）强迫噩运观念。

患者总担心自己、亲人或是朋友会遭遇到什么不测。譬如，若家人未能按时回家，就会想到家人是不是出了车祸，或是遭遇了地震、风雪等灾害，从而产生焦虑感。

（8）强迫意向。

患者有反复进行某种违背自己意愿的行为的强烈内心冲动。譬如，走在马路上，总是想到自己要冲上高速公路，被汽车撞伤；或是在大庭广众之下，总是想到自己要说出一些肮脏不堪甚至是下流的话；再如，母亲抱小孩走到河边时，突然产生将小孩扔到河里去的想法，虽未发生相应的行动，但患者却十分紧张、恐惧。

案例 10

妻子李丽有个很奇怪的想法，这使她无法面对自己刚从国外旅游回来的女儿。女儿坐在她对面，可她不敢直视、面对自己的女儿。李丽对丈夫说：“我无法面对女儿，因为一见到她，我就有种用剪刀去伤害她的怪念头！”丈夫惊讶地问：“你怎么会有这种想法呀，女儿可是你自己亲生的呀！”李丽叹了一口气，无奈地说：“我也不想这样呀，我当然不会去伤害自己的亲生女儿，只是我也控制不住这种想法呀，只要一见到女儿，这种念头就会自己冒出来，令人苦恼！我生怕自己有一天，真的会这样做了……”

案例 11

在其他人看来，小刚是个事业有成、社会地位较高、家庭幸福的白领，但是在平静的外表下，小刚却有着不为人知的苦恼：他经常被一些奇怪的想法困扰。比如，开会的时候，他就想冲到上面将发言的人打一顿，甚至还计划了打人之后的逃跑路线。他经常站起来准备实施，然后又对自己说不能这样，然后再坐下，如此反复……而实际什么也没有发生，因为小刚还有理智，可是他的思想斗争相当激烈。除此之外，他有时在比较高的地方还会想跳下去，开车时有时想将车开到商店，上网时有时想将电脑砸了，有时看见漂亮的女性想当众施暴，吃宴席时想将饭桌掀翻，等等。他经常用自己的理智与这些奇怪的想法抗衡，防止自己将想法付诸实践，但这些激烈的思想斗争让他很困扰。

（9）强迫情绪。

强迫情绪具体表现主要是强迫性恐惧，即害怕无法控制自己的情绪，如害怕自己会发疯，会做出违反法律或社会规范甚至伤天害理的事情。这种恐惧不同于恐惧症患者对特殊物体、处境等的恐惧。

案例 12

25 岁的唐小姐来到医院求助，以恐惧、害怕而不敢与人交往为主诉。经过深入了解后得知，半年前唐小姐因怀葡萄胎做手术，之后开始出现精神高度紧张、害怕、恐惧，后来发展为不敢在公共场所与人交往接触，害怕其他人身上的细菌会粘到自己身上，回家后经常反复洗手，往往一洗就是几个小时，有时害怕墙上的灰尘会掉到口中，经常戴口罩。

案例 13

小宏看了电影《死神来了》，觉得生活中的小疏忽会导致致命的伤害，便陷入恐惧。他经常检查门窗、地板是否有可能致命的东西等，害怕一不留神，生活中的小物品、小失误会让自己没了性命。他一遍一遍花很多时间检查，以确认身边环境是安全的。后来，他发展到每天花一两个小时祈祷，以求死亡不要降临。

（10）强迫的猥亵乱伦观念。

患者总有些猥亵乱伦的念头或画面在脑中，久驱不散。

（11）强迫的挑衅观念。

患者总怕自己克制不住，对家人或其他人实施伤害行为。

案例 14

走进咨询室的这个18岁男孩显得特别憔悴，他告诉咨询师自己最近很不安，很怕做错事。在与咨询师建立了良好的关系后，这个小男孩吐露了自己的心声。他说："最近自己不知道怎么了，老是有一种想要用刀刺伤父母的想法，这种想法在脑中经久徘徊，怎么也祛除不了。"这种克制不住的想法，使小男孩担心自己真的会这么做，因此很痛苦。

（12）强迫性表象。

表象是事物不在面前时，在人头脑中出现的各种事物的形象，包括记忆表象和想象表象，记忆表象又可分为视觉表象和听觉表象。视觉表象是人们通过眼睛看到的事物保存在脑海中的视觉记忆。

强迫性表象是患者头脑里反复出现的某些令人厌恶、恐惧的视觉形象。患者虽厌恶、恐惧它的出现，极力想将这个视觉场面赶出脑海，可这些视觉形象反而越来越清晰、生动，令患者感到很痛苦。

案例 15

阿山是一位中学生，当他和同学一起看了一部恐怖电影后，之后半年，阿山的脑海里总是会出现电影里面的恐怖镜头。那些包裹着白布的木乃伊一排排陈列在大厅里的恐怖场景，令阿山很恐惧、害怕，他极力想从脑海中祛除这些画面，可就是做不到。

案例 16

小敏爱听流行歌曲，可烦恼的是，听完歌后，脑中总响起听过的流行歌曲，一首接一首，一遍接一遍地播放，一直停不下来。尤其是在需要专心做事的时候，比如做作业、上课，脑中的歌曲更是播放得放肆，使她根本无法专心。她觉得自己的大脑都快被这些歌曲累坏了，但她无法控制。

强迫观念的特点：

（1）强迫观念是所有人都或多或少体验过的。

在生活的某一时刻，一个人会有久驱不散的观念在心中徘徊，那些观念有时虽令人不快，但它却顽强地占据大脑空间。譬如，有人在同事遭遇车祸后一连几天都会反复想到自己以后遇难的情形。当然如果这种现象不是经常出现，就属正常反应。但当它频繁出现且相当程度地对精神造成折磨时，就是强迫症了。

（2）强迫观念都是作为对立统一体的一个方面出现的。

性格过分敏感的人，或遇事多愁善感、优柔寡断的人，就可能出现“强迫怀疑”的观念；求生欲望特别强烈的人，或者对自己和亲朋好友的安全过分在意的人，就可能出现“强迫噩运”的观念；有洁癖的人，特别容易产生“强迫污染”的观念；追求伦理道德完美的人，恰恰可能出现“强迫猥亵乱伦”的观念。

（3）强迫观念对人表现出迫害性。

强迫观念的重复出现是毫无意义、没有必要的，它是对琐事的反复纠缠，是思想的包袱，沉重且令人感到身心疲惫。因此，强迫观念从来不是一种肯定的、良性的、积极的、正面的、喜欢的东西，而是一种否定的、恶性的、消极的、反面的、讨厌的事物，它表现出对人的迫害性质。

（4）强迫观念折射出患者的内心需求。

那些强迫症患者反感、害怕而且坚决抵制的强迫观念，从某种意义上说可能正是患者内心真实渴望的东西。因为得不到，所以加深了内心需求的强烈欲望。

（5）强迫观念是一种自虐。

那些应当坚决拒绝和抵制的令人反感和害怕的强迫观念，它对人的迫害其实属于一种难以言说的自我需求。强迫观念对人的折磨深植于一种自虐需要。譬如，有的女儿总担心父母有什么不测，深受这种“强迫噩运”观念的折磨，这其实是一种自虐。强迫观念必定是在某一次精神受挫、特别沮丧时开始，又在一次又一次精神糟糕时酿下的。

（6）强迫观念引起人对它的某种恐惧。

出现强迫观念的人对强迫观念常常是感到恐惧害怕的，因为害怕自己控制不了自己的行为，而跟着观念走。譬如，有人总觉得自己有控制不住拿刀伤人的冲动，有这种强迫观念的人自然难免产生恐惧。

(7) 强迫观念引起人对它的排斥。

强迫症在某种意义上即是对某种无法接受的事实的拒绝、反抗。因此，出现强迫观念的人，对强迫观念总是采取坚决拒绝和排斥的态度，譬如，经常想祛除自己反复检查门窗的强迫怀疑观念。

(8) 强迫观念的根深蒂固。

正因为反复地驱赶和排斥这种讨厌且恐惧的观念，结果反而造成这种观念更加强大持久。譬如，一个人害怕失眠，坚决和失眠作斗争，结果总是久久辗转难眠。

2. 强迫动作

强迫性动作和行为主要是指患者为了摆脱强迫观念引起的焦虑和烦恼，而被迫采取的一种顺从行为。它可暂时减少强迫观念所带来的焦虑，但是也因而不断地强化患者执行强迫行为的动机。最常见的强迫行为是清洗与检查。

常见的强迫动作有如下几种：

(1) 强迫清洗。

患者为了消除自己可能受到不干净物品污染的担心，必须反复不停地洗手、洗澡、洗衣物，或不断擦洗周身物品。譬如，有的患者反复用肥皂水洗手，以致皮肤被洗破仍不罢休。患者也知道这样做无益，但是没有办法控制，非洗不可。如果不做，就会感到焦虑、难受。

案例 17

“小李，你别再洗了，手都已经搓出血了。”这是旁人在提醒小李，大家对她的行为很难理解。小李是某高等学校的教师，很文静，生活有条不紊，工作认真，待人和睦。九月的一天，系里进行清洁卫生劳动。她在劳动中，手无意中碰到一条黑乎乎的毛虫，她大声惊叫，跳得老远，满脸涨红，一脸惊慌。从那以后，她每天洗手几十次，拼命地擦洗碰过毛虫的那只手，即使擦掉了皮、搓出了血也不在乎，别人怎样劝说都不行。她说自己也知道这样搓洗毫无意义，但不洗心里就觉得不放心，觉得还抓着毛虫一样，浑身不舒服。

案例 18

花季少女小许最近心事重重，刚整理好的房间，回头一看又觉得不干净，地板有水迹，桌上有灰，书不够整齐，实在难以忍受，于是逼着自己一遍又一遍地擦洗。要命的是，每当与人握过手，或手碰到公共场所的东西，她都忍不住要反复清洗双手。平时在宿舍，她总会占用很长时间洗澡。有时候刚洗完，身上不小心碰上东西，她会冲进洗澡房重新洗一遍，影响了同宿舍人的生活。时间长了，同学们都对她意见连连，觉得她是个怪人，慢慢疏远她，她自己也觉得很孤独。老师发现了她的异常，带她去医院心理科，确诊为强迫症。

（2）强迫检查。

强迫检查通常与强迫怀疑同时出现。指患者对明知已做好的事情不放心，为减轻这种强迫性怀疑引起的焦虑而采取的反复检查的行为。譬如，门锁好后，不放心，走出很远后又折回，反复检查已锁好的门窗；又或者担心做错账单，反复核对已写好的账单、信件或文稿等。

案例 19

自从有一次听说自己的小区被盗后，乔女士就开始非常担心，变得疑神疑鬼。她每次出门时锁好门下楼，可走不了多远，心里就开始紧张起来，脑子里反复在想：自己锁门了吗？门锁好了吗？……心里乱糟糟的，于是只好返回去检查门锁，结果每次都发现门锁得好好的。乔女士明明知道每次都会是这样的结果，可每次她还是这样反复检查门锁。

案例 20

小亮是公司的一名会计，早在大学时候，他已经发现自己花越来越长的时间完成作业，因为每次做功课时，他总是反复检查直到满意为止。而毕业进入工作单位后，同事很快发现明明一般人两三个小时完成的账，小亮却要用上一两天。因为小亮每次做账时总是反复检查核对，心里总担心还有账没有做对。此外，他每天出门会反复检查门窗是否关好，写完文字材料会一遍一遍地重复看，检查是否有错别字，这些林林总总的“检查”占用了他大量的时间，影响了工作效率和成果，领导只好把他辞退。

（3）强迫询问。

强迫症患者往往不太相信自己，为了消除因怀疑自己而造成的焦虑，患者反复地询问旁人，希望消除怀疑，缓解焦虑。譬如，一个平时很少说话的女孩因为偶然一次被同学讽刺为哑巴，然后便不停地问医生或周围人，自己是否真是哑巴。

案例 21

每次去看医生时，小黄总要向医生反复询问自己的病情，最少也要重复3～5遍，反复述说问题的每个细节，反复让医生给予回答和解释，如若达不到目的，就大为不满，一定要再次反复询问，直到得到满意的答复。除此之外，小黄看完了病，还得在医院上下楼几次，目的只是为了折回，再次让医生反复保证他的病情没有大碍，当医生对他大声重复几遍“你的病情已经没有大碍”时，小黄心里才踏实一点。另外，他还要在医院里上下楼几次，让医生反复解释“刚才开的药怎么服用”以后，他才能安心地离开医院。小黄每次看病，不仅自己觉得疲惫，也令医院的医生大喊头疼，还以为是遇到了一个故意找茬的人。

（4）强迫计数。

患者不可控制地要数台阶、电线杆或做一定次数的某个动作，否则就会感到不安，并且若漏掉了某个数字或数错了，便要重新数。譬如，爬楼梯时，脑中不由自主地就开始数楼梯的阶数，若漏掉了一个台阶数，患者便会重新爬一次楼梯，直到数出正确的台阶数。

案例 22

小王的家住在10楼，楼层里装有电梯，可每次无论再累他都要坚持爬楼梯，目的只是要数清从1楼到10楼的阶梯数。以前只是会数自家楼房的阶梯台数，现在的小王已发展到只要看到楼梯就想去数，明明知道没有必要，可是如不去数清这些台阶数，他就会坐立不安，难以忍受。朋友们都对小王的这种行为表示不解。

案例 23

阿珍觉得自己有个怪癖，每天上班路上，她总要数一下自己在每个路口与路口间走了多少步，有时候数乱了，她还会回到起点重新数一遍。好不容易进了上班的办公楼，她又开始数自己走过的地板上的瓷砖数，而且要求自己必须每步走两格瓷砖，走错了或数乱了，她都会重来。同事们背后都觉得她是个怪人，阿珍心里很难受，但又控制不住。

(5) 强迫仪式动作。

在日常活动之前，患者必须完成一套有一定程序的动作，若这套程序动作未完成，便无法进行下面的活动。譬如，睡前要按照一定程序脱衣、脱鞋并按固定的规律放置，否则就会感到不安，要重新穿好衣、鞋，再按程序脱和按规律放置。

案例 24

小风每次到了工作单位，坐下前，他都要先敲击一下座位，再举三下胳膊，才能坐下；而当他要站起来时，也要先敲击一下座位，再举三下胳膊，才能站起来。回到家中，也是同样的表现。别人对他的行为都无法理解，不知道他这是要做什么。但只有小风自己明白，他并非是故意这样，而是只有这样做，他才感到心中踏实，不再焦虑。

案例 25

上了初中的平平最近回家越来越晚，而且老师和家长都发现这孩子不好好走路，总是来回折腾。后经心理医生了解，原来，平平的妈妈对鬼神之说深信不疑，平平在妈妈的影响下也相信鬼神的存在。在上初中后，平平需要独自回家，而且必须经过比较黑的路，所以每次回家，平平都很害怕，觉得有鬼魂出现。渐渐地，她认为自己有时候往前走，灵魂会留在后面，所以当她走路心有不安或害怕时，她会倒回去把路再走一遍，觉得这样灵魂才不会落下。老师和同学很快发现平平经常会重复走路，走三步退回两步再走。老师批评了她，但她仍然不改。

案例 26

小勇总是担心家人平安，尽管本身没有信仰，但每天临睡前都会祈祷，以求自己和家人的健康，有时候祈祷时间会长至一两小时。每当上楼梯或进出门口的时候，他总要求自己先迈左腿，否则会感到不吉利。

(6) 强迫记忆。

患者总是有意地、重复地识记身边过往车辆的车牌号，或是电视屏幕上出现的一系列电话号码，抑或者是报纸上外国人的名字等对患者来说无任何识记意义的资料、信息。患者想要停止这种强迫记忆，但就是无法停止，由此造成大脑严重疲劳，也令患者感到焦虑和痛苦。

强迫行为的特点：

(1) 强迫行为常常是强迫观念的结果。

譬如一个人有“强迫怀疑观念”，总是害怕、担心门窗没关好，于是为了消除这种怀疑，他就反复地检查所有的门窗是否关好。这其实就叫“强迫检查”，是一种很常见的强迫行为。还有一些强迫行为，譬如有的人几十年如一日地把每天的报纸收集起来，堆积如山仍不肯丢弃。有的人有些特别古怪的行为“仪式”，譬如，外出时，哪个脚先出家门，哪个脚先下楼梯，行走时又要反复计算步数，等等。这些强迫行为，都必然有某种“强迫观念”在作祟。

(2) 强迫行为常常是为了平复强迫观念的折磨。

譬如一个有“强迫污染观念”的人，总是觉得自己的手被污染了，不干净了，手上有很多细菌，这使得患者很焦虑、恐惧，备受这种情绪的折磨，为了减轻这种精神上的折磨，他便会“强迫清洗”。这是很常见的强迫行为。而有的人一天要洗几十次甚至上百次手，有时一次洗数分钟甚至几十分钟。

(3) 强迫行为同时又助长了强迫观念。

强迫症患者因为自我强迫和自我反强迫而造成精神痛苦。强迫行为并不能减轻或消除强迫观念所造成的内心冲突，反而从某种程度上会加重强迫观念。就像失恋的人越是想忘记对方，反而越是记忆深刻。

强迫症的症状多种多样，既可以某一症状单独出现，也可以多种症状一起表现出来。同时，在一段时间内症状内容、形式可以相对地固定；但随着时间的推移，症状内容和形式也可不断改变。

强迫症在某种意义上是对某种无法接受的事实的反抗。强迫观念和强迫动作，其共同点是具有强迫性、重复性、刻板性和仪式性。患者主观上都感到一种不可抗拒的强迫观念和情绪，他也明知这些观念、意向和行为的重复出现是毫无意义、不必要的，却无法摆脱这些强迫症状的纠缠，因而情绪紧张、烦恼、焦虑不安，甚至出现头昏眼花、失眠、记忆力下降、身体衰竭等症状。

二、强迫症类型在现代生活中的新表现

1. 白领嗜贪症

年轻的小林在一家小型电子商务公司担任普通业务员，工作时间虽然不长，但成果可谓不俗。可是，与他合住的同事发现，一向“心比天高”的他

近来常常长时间地待在房间里，一遍又一遍地数着他那几张银行存单或者一叠刚到手的人民币，脸上还挂着某种怪异的笑容。与此同时，他还在宿舍房间的墙壁上挂起“年度财富总数上升图”、“个人财富指数表”、“个人收入近期规划”之类莫名其妙的图表，还经常在上面涂涂画画，更令同事费解的是，他有时看着这些图表还有哭有笑。

此案例是典型的“白领嗜贪症”。从心理医学上说，所谓的“白领嗜贪症”是强迫症之一，属于与心理、社会因素相关的精神障碍，临床上它往往表现为病态的、有意识的强迫性行为，强迫自己过度地执著于事业发展。此病发作时，其病态行为类似于其他类型强迫症的外部表现，一旦受挫会自虐自伤。“白领嗜贪症”具有较强的顽固性、隐蔽性，因此危害性也是特别大的。由于罹患此症的患者都属于白领这一特定人群，他们受身份和个性的影响，往往不太情愿主动求助医生，因此，此症容易在白领这一特定人群内部蔓延。

2. 信息强迫症

全天 24 小时都开机的人，如果哪一天不小心忘记带手机，那么他们就会坐立不安，无法集中注意力，总觉得不带手机会错过一些重要人物的电话，因此特别心慌。还有的人整天上网，如果突然之间网线断了，就开始紧张不安，总是害怕掉线的这个空当会错过什么重要的邮件、信息。

信息时代，通讯工具在给人们带来便捷的同时，也使不少人在大量信息面前迷失了自己，越来越多人受困于“信息强迫症”。“我必须几个小时就刷新一下自己脑海里的信息，否则就会非常不适。”据悉，现在不少上班族不但爱浏览、收集信息，还喜欢发布、交流信息，觉得脱离了信息，生活就变得乏味。一般这些“信息强迫症”患者，还将收集的信息有意识地记下来，日后作为消遣的谈资。而且他们最害怕的就是电脑网络出现故障，手机欠费停机等，一旦如此就会焦虑不安、心情浮躁，总担心因为漏掉重要的信息而给工作和生活带来负面影响。

信息强迫症，是上班一族的最新流行病。心理专家表示，“信息强迫症”是个人面对大量信息时产生的一种不确定感和不安全感，为了不错过重要的、有价值的信息，而逼迫自己不断关注、搜集所有信息，它是强迫症延伸出的一种单纯性心理疾病。目前，这已经成为上班族的常见问题。

强迫自己收集信息是患病主因。人们获取信息是为了从信息中获取可利用的资源，从而更好地改善自己的生活，让自己的生活更愉快。但是，现在许多人却在大量信息面前迷失了自己，让自己的内心起了冲突。

从外因上来说，在日益激烈的竞争环境下，一个最新的信息可能就是一个升职、加薪的机会。信息在职场中的利用价值越大，对上班族形成的压迫性也就越大，未能及时获得信息的痛苦就越强。另外现代人的生活追求档次和品位，“怎么生活才算时尚”、“如何休闲”，乃至“看什么书，做什么运动，吃什么美食”等都是一个个信息资源堆出来的集合体，只有获得这些信息，才能不断地提升自己的品味，避免落伍。还有，大家在互相交流信息的同时，也在不断打探着对方的现状，随之就会出现强迫自己收集更多信息并且将这些信息付诸实践以期超越对方的强迫心理。

从个人内因上来说，收集更多信息可以使他们在人际交往或者工作中获得更多的主动权和优越感，这也是许多上班族成为信息强迫症患者的重要原因。

3. 手机强迫症

现代科技的发展，让人们的生活在最近十几年间发生了翻天覆地的变化。手机、电脑的迅速发展普及，为人们的生活带来了便利，但同时也带来了不少麻烦，手机强迫症就是其中的一种。可以说，手机强迫症是一种现代都市病。

你是否有这样的经历呢？一坐在公交车上，只要听见有异样的声音，总要习惯性地掏出手机，查看是否有短信或来电，其实很多时候根本没有任何信息和电话；还有一些人，一时半刻都不能离开手机，生怕自己错过了任何信息，如果不带手机出门，那么一天都会坐立不安。对于这两种现象，前者是手机幻听，而后者则是手机强迫症了。这都是由手机引发的心理疾病。这种病症的出现是由于现在的工作压力逐渐增大，人们对信息的需求越来越强烈，对手机过分依赖。其本质是人们对身边不稳定因素的一种焦虑情绪，实际上是对生活环境、工作压力的不正确认识。

手机强迫症患者主要表现为烦躁不安，做事总是匆匆忙忙，还伴有心慌、心悸、脸红、出汗的现象。从事营销、商务、信息等高强度职业的白领们更容易患上这种心理疾病，若不及时处理会对健康不利。

如果是轻微的手机强迫症患者，可以逐渐减轻自己对手机的关注，睡觉前关机，无聊时也尽量少用手机的各种功能，如上网、看小说等，转移对手机的注意力。另外，手机强迫症患者还要注意调整心态，面对社会压力及复杂的人际关系，以积极的心态去应对，不要让自己的负担感过重。

4. 文字强迫症

文字强迫症是一种比较常见的疾病，它不仅影响患者正常的学习和生活，严重的还会诱发其他疾病。那么，在平时的生活中文字强迫症患者具体有何表现呢？

有文字强迫症倾向的人过度沉迷于写作的快感，不写点东西就不舒服，所以在周围人的眼中他们总是笔耕不辍。因为过多地沉迷于个人世界，长期执著于个人呓语独白，拥有着天马行空的思想情感，所以他们所写的内容大都是毫无头绪的情感宣泄。

另外一部分文字强迫症患者，喜欢咬文嚼字，过度地执著于文字纠错。每当他们看到纸面上的文字就会难以控制自己的视线，紧盯着纸面上的文字，仔细看每一个段落、每一个句子、每一个词语、每一个字，总觉得这些文字是有问题的。如果一遍没检查出来还会从头开始再进行新一轮的复查。

还有的文字强迫症患者有时会感觉自己的写作思路被人控制，本来擅长写言情类的人却仿佛突然被什么东西驱使似的写起科幻，虽然自己很厌烦，写起来又很不顺，但还是难以控制自己的笔。

总之，文字强迫症患者一旦离开写作、离开文字就无法正常生活。此外，由于文字强迫症患者的病情不稳，且有恶化的可能，所以得了此病最好能及时就医治疗。

5. 减肥强迫症

小雪其实并不胖，但她对自己的体重却极不满意。为了控制自己的体型，她每天最紧张的事情就是进食。她整天都在问自己，刚才的午饭我是不是吃得太多？巧克力蛋糕我能尝一点点吗？要是再发胖怎么办？她整天都在为自己吃什么而焦虑不安；同时，拿到手上的每一样食物，她都要查看热量、脂肪含量，不是低热低脂的东西她绝对不碰。一旦发现体重略有浮动，她甚至马上禁食好几天，饿得昏倒也坚决不肯进食。最近一次体检，结果显示小雪的肠胃出现了严重的功能紊乱。

小雪的症状是典型的减肥强迫症。在这个以瘦为美的时代，女生们很容易患上减肥强迫症。减肥强迫症似乎并不是什么严重的病，但是在它背后潜藏着极大的危险。它不但让你无法享受美食的快乐，更严重的是，减肥强迫症慢慢会让人陷入厌食症的可怕境地。

据“韩联社”报道，韩国人的“减肥”强迫症达到了严重程度。韩国舆论调查机构 Research Plus 对 500 名成年男女进行问卷调查的结果显示，46% 的正常体重男性和 72% 的正常体重女性认为自己需要减肥。其中，12% 低体重男性和 20% 低体重女性认为自己需要减肥，减肥强迫症非常严重，令人担忧。

减肥强迫症是一种比较常见的疾病，患者明知自身的减肥行为没有必要，却无法自我克制，且越是克制越是感到焦虑不安。那么，生活中常见的减肥强迫症有哪些类型呢？

（1）运动型强迫：习惯以运动来强迫自己减肥的人往往会疯狂地锻炼身体，以此来消耗体内热量。然而时间一长，他们却尴尬地发现，虽然运动量不断地增大，但体重并没有下降，反而饭量增加，体重更有增长的危险。

应对：运动的确是最健康的减肥方式，但是集中性的大量运动，如果没有专业指导，对健康有害无利。所以喜欢运动减肥的人，不妨将运动化整为零，比如步行上下班、不坐电梯走楼梯、工作一段时间后就起来走动一会儿……这些小运动都可以起到消耗热量、保持健康的作用。

（2）塑身型强迫：很多懒于运动或节食的女性为了保持往日美好的体型都会选择穿塑身衣营造体型，但是这种方式其实只能起到将脂肪束缚、收敛的作用，并不能真正塑身美体。而且，过度地用外力束缚身体，对健康也是非常不利的。

应对：与其用塑身衣把自己勒得喘不过气，不如随时提醒自己挺胸抬头收腹，以此来创造出一个挺拔身姿，自然身上的赘肉也会随之收紧，起到美化形体线条的作用。这样一来，你在拥有了优美体态的同时也散发出优雅的气质。

（3）节食型强迫：这类人群总是否定自己的食欲，担心自己吃得太多会发胖，每次进食之后，总是后悔自己吃得太多，渐渐地就形成了减肥强迫症。

应对：尽量保持每餐八分饱以及合理的饮食结构，而且不要把重点放在减肥上，而是要针对“油腻”这一主要肥胖诱因做些事情。比如平日里多喝些像九龙斋这样以新鲜酸梅为原料制作的酸梅汤来消解体内积存的油腻，及时补充微量元素将体液维持在健康的碱性状态就是不错的办法。最重要的是，你要努力告诉自己：食物不会使你发胖，你只是因为尊重自己而进食。

6. 整容强迫症

Tony给人的第一印象是好看，而且他还很在乎自己的容貌，听到有人夸他漂亮时，眼睛里放出喜悦的光，又会像个孩子一样问一句：“真的吗？”他来到心理咨询中心的原因，也是因为自己的外貌，他陷入了一种无法克制的思维和行为——不断地整容。在过去三年里，他已经在脸上动过四次刀了，最近他又想再整一下自己的颧骨。

爱美之心人皆有之，但是一个人为改善自身形象反复去整容，就可能存在心理问题了。习惯性整容，或者说整容强迫症，在女性人群中更为多见，有的女性反复整容十几次还不满意。据了解，多次整形者中40岁左右的白领女性最为多见。

专家分析，不断出现整容想法往往是完美心理和自卑心理双重作用的结果，当事人不接纳自我，总觉得自己不够好、不够漂亮，希望通过外界的力量来改造自己，让自己更加完美。

习惯性整容的人群中女性相对居多的原因是我们社会的商业文化更鼓励女性去追求外貌的完美。此外，也有少数人因为内心的不安全感而企图通过外貌来改变命运，所以希望整出招财的鼻子、眼睛、下巴的人也有不少。

"整形上瘾"的求美者有两种：第一种是"心瘾"，这些人首次整形后尝到"甜头"，比如听到周围朋友的夸赞等，可能会产生心理上的"过瘾"，从而有一种欲罢不能的感觉；第二种则是一些求美者对自己身体某个部位总是不满意，找医生整形过后，还是不满意，甚至要求整形医生再次"修复"，这类人很容易患上所谓的"幻丑症"。

7. 强迫性紧缚症

在日常生活中，我们有时为了防潮或为了防止食物风干都会将食物袋口用绳子捆绑住。但是有人却热衷于这种捆绑，在这种无法制止的疯狂的捆绑行为影响下，某些本身心理存在缺陷的人就走向了捆绑的极端——强迫性紧缚症。那么什么是强迫性紧缚症?

强迫性紧缚症的表现就是不停地捆绑身边一切可以捆绑的东西，乃至自己的身体。电影《爱的捆绑》的主人公不停地用绳子绑住周围的一切，从书到剪刀，从乌龟到苹果，后来是整个家、整个自己。

虽然强迫性紧缚症患者深感痛苦，也不愿实施捆绑行为，但因为内心的恐惧与焦虑过于强烈，所以，他们不得不采取捆绑措施。专家分析说，强迫性紧缚症的诱因是某种对患者而言非常重要的东西的消失，这种东西也包括人与人之间的关系。《爱的捆绑》影片中很好地诠释了这一点：当女主人公的爱人回来时，发现家里的一切都被绳子密密麻麻地捆绑着，然后他走近她，问她怎么会这样，女子拿出他们的照片说，我绑住了我们的爱!

此外，由于强迫性紧缚症病因在患者内心，所以可以通过心理疗法来进行治疗，同时患者家属和朋友也要给予患者关心和帮助。

8. 口水强迫症

口水强迫症是在一些平常事件中偶然触发的，多是由患者对疾病的无知想象而产生的恐惧感所导致的。

对于吞唾液的过程，正常人都会不假思索，并认为是一种很正常的生理活动，更不会去深究唾液的分泌、吞咽、吞咽路径、吞咽产生的声音等一系列问题。但口水强迫症患者则不同，他们会过度地将意识集中在口腔，导致自己唾液大量分泌从而造成一种吞吐两难的矛盾局面，并且在吞唾液的过程中难以自制地思考与吞咽过程有关的无意义问题。

实际上，和其他强迫症的本质一样，口水强迫症也是一种内心冲突，是自我和自我的较劲。当然，这种较劲可能不受患者主观控制，但绝对是可以通过患者的主观努力和外界多种因素的配合实现抑制的。口水强迫症是具有强迫症和社交恐惧症两种疾病性质的精神障碍性疾病。换句话说，这种疾病如果不加治疗，其危害涉及的方面将更广，给患者带来的痛苦将更深。

9. 爱情强迫症

两情缱绻时，一些女人总是被关于爱与性的问题纠缠着："他是爱我才与我做爱的吗？""他是为了发泄还是真爱我？""他好像总是把爱与性分开来表达。"这样的纠缠几乎在每一次亲密相处时都会出现，把大脑占得满满的，再也无法忘情沉醉。有些女人在性爱中患上了"爱情强迫症"。

与性爱连在一起的"爱情强迫症"的发生，最根本的原因在于坚信爱与性的不可分，性是爱的表达，做爱是为了证明爱情。其典型症状有以下四个：

（1）用做爱的次数和强度衡量爱情。

做爱次数的多少，持续时间的长短，以及过程中是否勇猛有力常常被男人自以为是地用作衡量自己性能力强弱的标准。但他们也许不知道，这个标准在女人那儿却可能被当做爱情的测量仪，用来衡量爱情是不是存在，爱得有多深，爱得勉强还是很强烈。如果认为这是一个标准，那么这个标准太好用了，因为它具体、可计算，以及明明白白能感觉。问题是，这个标准所测量出来的结果真实吗？它真的可以证明爱与不爱吗？也许女人很多时候也明白它的不可靠性，但仍锲而不舍地要使用它，因为实在控制不住自己追求爱情的欲望。

（2）用做爱中的细节论证是否真爱。

有的女人检验伴侣是不是爱自己的定义标准是：我可以通过观察他在和我亲热时的一举一动来判断他是不是专心致志地爱着我，有没有情感"走私"。

（3）用牺牲自我的心态表白爱情。

另有一类女人在性爱中以牺牲自己的心态来表现对于爱情的执著和证明自己是深爱着对方的。

（4）用爱情"洁癖"拒绝性幻想。

因为把爱情想得太神圣和纯洁，一些女人希望爱人在任何时候和任何情况下心中都只装自己，不允许别的女人哪怕一丝身影飘进爱人的脑海。所以，在大街上，她们不许自己的丈夫看别的女人一眼。做爱时，更不能容忍丈夫的头脑里幻想着别的女人，即使是一个完全不相干的女人，一个虚构的根本不存在的女人。

被“爱情强迫症”困扰的女人无疑成了爱情的牺牲品。很有可能，她们在身染此症的时候并不自知。所以要想走出“爱情强迫症”的阴影，首先是要认识到自己的病症所在。另外，要做到树立信心，改变观念，把一切的顾虑、猜忌、烦恼、自责等统统去掉，让心灵无拘无束，无忧无虑，忘掉一切地在性之中感受爱，而非想着爱。

10. 购物强迫症

购物强迫症患者中，女性比男性多，主要症状是患者经受不住诱惑，想要逛街买东西，买的东西并不一定很贵，但一买就一大堆。患者并非需要大量购物，而是不能克制自己想买东西的欲望。例如，相同式样的衣服一次买很多套，但是大部分都是堆在墙角不穿。虽然买之前会有冲动行为，无法控制自己的欲望，但是购买之后，患者往往会后悔自己又失控了。因此患者会烦恼、痛苦。

购物强迫症是对商品一种病态的占有欲，当他面对琳琅满目的商品时，哪怕是对自己来说毫无用处或者是重复购买的商品，都会不假思索地大掏腰包。诱发购物强迫症的主要原因有以下几种：

第一，患者个性上，感情脆弱、富于幻想、比较浪漫；同时，设置在购物大厅中的广告及播放的画面音响往往对患者敏感的神经造成强烈的感官冲击，致使他们经受不住这些诱惑，而产生购物冲动。

第二，患者主要是一些精神孤独、身心受损或是妄自菲薄的人，企图依靠疯狂购物来填补心灵的空虚。

第三，患者缺乏健康的压力宣泄渠道。女性抽烟及喝酒的很少，因此心理补偿与发泄的渠道较窄，而购物往往就成了她们平衡情绪、舒缓压力与宣泄情绪的最佳方式。

购物强迫症的患者可以通过拓展自己的兴趣爱好，多交朋友，学会倾诉；多参加体育运动，学会释放压力；杜绝商品诱惑，理性消费等来减轻或者消除自己对购物的热情和迷恋。

三、儿童强迫症

儿童强迫症多发于10~12岁的儿童。一般认为这种疾病是缘于父母的性格对孩子的影响，以及后期教育不当所导致的。患有儿童强迫症的孩子，大多接受家长过于刻板的教育。家长为孩子制定的规矩、要求众多，令孩子产生压力，无法负担。

虽然强迫症的发病年龄多在青少年或成年早期（25 岁以前），但是也有学龄前发病的例子。研究显示，强迫症的成年患者有 1/3 在儿童期发病。若在儿童早期发病，将影响儿童的学习发展，所以若儿童罹患强迫症，应及早交由医师评估与治疗。

1. 什么是儿童强迫症

儿童强迫症的平均起病年龄在 10 岁左右，10% 起病于 7 岁以前。男孩发病比女孩平均早 2 年。早期发病的病例更多见于男孩，以及有家族史和伴有抽动障碍的患儿。

一个正常的儿童，在他发育的早期，也可能有轻度的强迫性行为。如有的孩子，吃饭前一定要得到妈妈的一句夸奖才肯吃饭；有的孩子走路时，喜欢用手抚摸路边的电线杆；有的孩子走路时，喜欢用脚踢小石子；有的孩子爱反复地计算窗栏或凉台栏杆的数目等。这类行为不伴有任何情绪障碍，而且会随年龄的增长而消失。

但是，一个有强迫症的儿童，除此以外还常有其他强迫性症状，如强迫意向、强迫观念、强迫情绪等。其症状表现也多种多样：如强迫计数，反复数天花板上吊灯的数目，反复数图书上人物的多少，强迫计数自己走了多少步路等；有的表现为强迫洗手，强迫自己反复检查门窗是否关好了，反复检查作业是否做对了，睡觉时，反复检查衣服鞋袜是否放得整整齐齐等；有的患儿表现为仪式性动作，如要求自己上楼梯必须一步跨两级，走路必须走两步停一下等。

这类患儿，如果不让他们重复这些动作，他们反而会感到焦虑不安，甚至发脾气。如果让他们反复进行这些动作，患儿并不像成年的强迫症患者那样，有明显的内心矛盾和焦虑不安。一般来说，患儿对自己的强迫行为并不感到苦恼和伤心，只不过是不可控制地、刻板地重复这些行为而已。

年龄比较大的儿童会努力地控制这些强迫想法和行为，这经常引起他们焦虑不安。强迫行为占用了儿童大量的时间与精力。受强迫症的影响，他们的注意力难以集中，时间变得紧迫，这使他们不能按时完成家庭作业和日常的生活起居。因为不能很好地管理自己的生活，强迫症儿童经常有挫败感，这使他们变得自卑，增加了他们对环境与他人的不安全感。

儿童强迫症的症状与成人强迫症类似，包括强迫观念与强迫行为两类主要表现。强迫观念是在脑海中反复出现一些思想、观念、冲动，患儿明知道这些东西不应该出现，但是无法摆脱，为此十分苦恼不安。如对自己言行的正确性产生怀疑的强迫怀疑，随后出现强迫性检查行为；反复对已经发生过的事件、说过的话、做过的事进行强迫回忆；脑海中反复出现从一个观念联想到另外一个观念的强迫联想；对日常生活中的一些现象刨根究底的强迫性穷思竭虑；对一些事物出现担心或厌恶，或担心自己会对别人出现不理智行为的强迫情绪；反复体验到要做某种违背自己愿望的行为的强迫意向等。强迫行为是指反复出现刻板行为或仪式性动作，它一般是继发于强迫思维，是为了减轻强迫思维时的内心痛苦而采取的行为。如强迫检查、强迫清洗、强迫计数与强迫仪式动作等。患儿知道反复出现的想法或行为是没有必要的，甚至觉得荒谬可笑，但就是控制不住，为此内心很苦恼。有些儿童因此变得更加孤僻。有些则因为一些行为常规的破坏变得易怒。年幼的儿童，症状以强迫行为为主，强迫观念不明显。另外，他们对从事强迫性行为并无焦虑与痛苦体验，对这些症状的出现与存在并没有认识，只是当别人打断或干扰他们的重复行为时才表现出烦躁。有学者提出 11 岁前出现的儿童强迫现象对于成年之后 OCD 诊断具有高危的提示。

近年来的研究发现，收藏行为的发生对于儿童青少年 OCD 有特别的意义，60% 的正常儿童在 6 岁之前会表现出喜爱收藏这种行为。

儿童青少年强迫症由于它的特殊病因、临床表现、治疗和预后，作为儿童青少年期情绪障碍的一个亚型，已经受到越来越多的关注。大约 1/3 ~ 1/2 的成人强迫症状可出现在 15 岁以前甚至学龄前。流行病学研究显示，大约 0.5% 青少年罹患强迫症，青春期前男孩患病率稍高，青春期后男女患病率差别不大。

孩子本该是天真无邪、充满好奇心的，容易对周围的环境与事物产生兴趣，去探索、去发现。我们不要将大人的想法强加给孩子，以至于磨灭了孩子的天性。否则，对孩子以后的性格发展是非常不利的。儿童强迫症患儿的家长，一定要对孩子进行正确的引导和治疗。

2. 儿童强迫症的诱因

研究显示儿童也易得强迫症，那么，孩子怎么会得强迫症呢？儿童强迫症究竟有何诱因？

(1) 父母不良的性格和抚养方式。

父母不良的性格和抚养方式，会导致儿童强迫症。调查表明，部分患儿的父母往往就有胆小怕事、过分谨慎和拘谨、缺乏自信心、遇事优柔寡断、事后爱反复检查、过分克制自己、呆板等不良性格特征。父母对孩子过于苛求，如要求孩子考试成绩必须得满分，要求孩子必须保持卫生整洁，要求孩子有一套详细的作息时间表等，导致孩子自我要求高，对生活刻板规矩，并进一步诱发强迫症。

有专家在对存在强迫现象的患儿的家庭抚养方式进行研究后发现，他们所处的家庭环境大多具有以下特点：过分讲究礼节；过分讲究清洁；孤僻、封闭、缺乏社会交往；刻板僵化、墨守成规；父亲常常不在家，母子相处时间较长，且母子关系的特点是过度担心和保护；家长对孩子的正常行为设置过多限制；对政治、宗教及社会问题等缺乏思考并缺少参与；爱存钱等。

另外，有些孩子承担过重的学习压力，家庭不但不能成为一个减压的地方，反而跟学校和老师一样，共同强迫孩子学习，这在一定程度上也可能会影响孩子的人格发展。如孩子写错一个字就罚他写上100遍，虽然能起到增强记忆的效果，但家长和老师往往没有意识到，这样做的同时也在孩子的生命里播下强迫性障碍的种子。所有强迫现象都是来自于个体被强迫的经验，而这种经验会被内化成自我的一部分，而导致自我强迫。

此外，还有人研究存在强迫现象的儿童与父母之间的互动关系发现，有两种互动方式对儿童的强迫现象起很大的助长作用：其一，过度溺爱和保护孩子；其二，当孩子面对恐惧和困难时拒绝给孩子提供帮助。

总之，孩子们身上出现的强迫现象与父母的不良性格和家庭抚养方式存在着某种必然的联系。

（2）意外精神刺激。

除了受到父母的影响外，孩子经受突发的意外刺激，也会导致儿童强迫症。在一些比较强烈的精神刺激下，如父母离异，亲人或同学患重病或死亡，考试不理想，受到老师严厉批评或父母的惩罚，被父母错怪等，儿童忧心忡忡、胆战心惊，诱发出儿童一些比较古怪的言行，从而使儿童患上强迫症。

案例 27

强迫洗涤从何而来

因为和伙伴吵架受到了家长的打骂，这个16岁男孩突然变得焦躁不安，每天要换六七次内裤，洗几十遍手。妈妈介绍说："他每天不停地洗手、换内裤，但其他什么事情都不干，他都半年不洗澡，不换袜子了。"

从小他就比较内向，对事情比较敏感，学习成绩一直很好。2005年夏天，他和院子里的伙伴一起玩，一个伙伴发现他的漫画书和自己前几天丢的书一模一样。伙伴说："原来我的漫画书在你这里呀，你向我借了没还。"他说："你的书我早还了，这是我自己买的。"伙伴又说："这本书就是我的，你想借完不还呀，你是小偷。"说着两人在院子里打了起来。妈妈没问青红皂白就在伙伴们面前打了他，并强迫他把书还给了伙伴。但后来，妈妈才发现，自己错怪了儿子。

上述案例中，遭受冤枉的孩子因为得不到他人的信任，心中的委屈又无法宣泄，因此，孩子将内心的焦躁不安转化为不停洗手、洗内裤的行为，进一步发展为强迫症。一个人病态心理的形成往往可追溯到童年时期，特别是那些在儿童幼小心灵上留下阴影的恶性事件经历。因此家长一定要给孩子创造一个安全、温暖的生活环境。

此外，大多性格内向，胆小拘谨，待人特别有礼貌，优柔寡断，行动较古板的儿童，或者遭遇脑外伤或严重的躯体疾病的儿童，容易产生强迫症。对于青少年而言，社会的不断发展和生活的日新月异带来的是他们内心矛盾冲突的越发强烈，加上青春期生理和心理方面的变化，以及各种升学考试的压力，他们没有足够的能力去承受或应对，于是各种心理问题开始出现，其中包括强迫症。

四、强迫症的相关疾病

临床分析中，需要注意的是，有一类疾病与强迫症很容易混淆。这类疾病包含冲动控制疾患，如身体型疾患、拔毛症等。它们与强迫症的共同特征就是不断地进行重复性行为，倘若不做这些行为，患者则心生焦虑。然而实际上，这类疾病却与强迫症有着本质的区别。强迫症患者自知想法或行为不合理，他们始终想摆脱这些不合理的想法或行为，内心有自我强迫和自我反强迫的冲突，因此强迫症患者很矛盾、痛苦；但是冲动控制疾患者并不觉得这些重复行为不合理，他们也不会去抵抗这些强迫行为，反而从这些行为中获得乐趣。

1. 身体型疾患

身体型疾患中有一类称为身体畸形性疾患，多在青少年时期发病，男女发生比率相当，是一种慢性、起伏不定的疾病。该疾病由安立奎·莫斯利医师 1891 年首度报告。他描述患者的特征是：重复思考自己身体某部位的缺陷，并有强迫性地照镜子的行为。

身体畸形性疾患是一种难以控制的疾病。患者想改变身体的某部分特征，却又无能为力，因此倍受挫折；同时又因为患者不断地出现改变、修正身体缺陷的想法和行为，因而浪费了患者大量的时间；更重要的是，此类患者往往不像强迫症患者那样有病识感，他们并不认为自己的想法和行为不合理。

身体畸形性疾患有其自身的特征。该疾病的主要症状是患者对自己身体某部分强烈不满意，重复地掩饰或修正自己认定的身体缺陷。譬如，过度地整理头发、刮毛等；某些患者在自己无能为力的情况下，则会通过皮肤科或整形医师的治疗来修正身体部位的缺陷。

身体畸形性疾患的危害非常大。调查研究显示，半数以上患者具有觉得自己身体畸形的妄想。表现在他们对旁人眼光异常敏感，老觉得他人在批评自己的外表。此疾病对患者个人的影响程度因人而异，通常患者因为对自己身体某一部位极不满意，而心生羞耻感、害怕被拒绝、自尊心低，严重者可能导致畏缩在家，无法就业、就学，直至逃避任何社交场合，甚至自杀等。

身体畸形性疾患因其不断地进行重复性行为，是一类与强迫症密切关联的疾患。因此临床诊断上，该疾病必须与强迫症做鉴别诊断；同时，还需要进一步与身体型妄想症、心因性厌食症等疾病做鉴别诊断。只有在正确的诊断前提下，才能更好地对患者实施治疗。

2. 妥瑞氏症

妥瑞氏症常发病于儿童期，具有多种动作与声音抽动症状，是一类神经性精神疾病。该病例由法国妥瑞医师于1885年首次发表，因此以其姓氏命名此类疾病，后来，此病症名称渐渐简化为妥瑞氏症。妥瑞氏症第一例为1828年尚·马力·伊塔医师的患者丹皮耶女爵，她从七岁开始就出现一些怪异的行为，比如重复说某些字、骂脏话等。

妥瑞氏症也有其自身的特征，并有多种分类。该病症的主要症状是抽动，可分为声音型抽动与动作型抽动，两类抽动型症状又可各自再分为简单型抽动与复杂型抽动两种，因此该疾病共可分为四类。简单型声音抽动，譬如，重复地出现清喉咙声、咳嗽声、打呼声等；复杂型声音抽动，譬如，患者不顾说话背景是否适合，而重复出现说单字、词组，骂脏话或模仿别人说话的行为等；简单型动作抽动，譬如，不停地眨眼睛、扭鼻子、耸肩膀等；复杂型动作抽动，譬如，患者不断地触摸别人或触摸自己，蹲下或跳跃，甚至是模仿别人的动作等。

妥瑞氏症的发病年龄很早。动作型抽动通常出现在儿童六七岁时，比如，眨眼睛、脸部或头颈部抽动。声音型抽动通常在儿童八九岁时出现，比如重复出现咳嗽声。而复杂型的抽动则在儿童十一二岁时出现，比如不停地重复单字或词组。

有一半以上的患者出现抽动症状前，出现过注意力不集中的情形。这个疾患可以是暂时性的，症状维持4个星期到12个月，或者慢性化，维持1年以上。有15%左右的病童是暂时性发作，症状终会消失。大多数患者其抽动与强迫症会持续一辈子。

妥瑞氏症与强迫症有很强的共病性，例如：两种疾病病程都会慢性化，可以通过家族遗传，患者有不自主的强迫，病情在压力与焦虑状态下容易恶化，病灶都在基底核处。

据统计显示，妥瑞氏症患者有15%左右的人会出现强迫症，而强迫症患者也有50%以上有身体抽动症状。最近很多专家认为强迫症与妥瑞氏症有关联，家族研究显示，强迫症或许是妥瑞氏症的另一种变异表现。

3. 拔毛症

拔毛症是一种冲动控制疾患，一般盛行率是0.05%～3%，通常女性较容易罹患，这是一种慢性、病情起伏不定的疾病，不同患者的症状差异很大。拔毛症可分为两种亚型：第一，患者因出现负面情绪而导致拔毛行为；第二，患者无负面情绪影响，但在某些特定环境下，会出现拔毛发的动作，例如，打电话或看电视时，出现拔毛动作。大部分患者同时具有上述两种亚型。患者在拔毛前会感到焦虑不安，但拔毛后内心则大为舒缓。

患者拔毛发的部位以头部最多（75%），其次依次是睫毛（53%）、眉毛（42%）、阴毛（17%）等，约85%的患者还有咬指甲、抠身体伤疤的习惯。另外，患者拔毛发的方式也因人而异。有些人是一根一根地拔，有些人则是一束一束地拔。有的患者在拔完毛发之后还会再玩弄一番，甚至将毛发吃下。由于不停地拔毛发，患者会出现头发稀疏等异常特征。患者为不被他人发现，会有所掩饰，如戴帽子、戴假睫毛等。

拔毛症的危害也是巨大的。患者会因拔毛卫生习惯不佳而引发毛囊炎；另外若有吞食毛发的习惯，则会引发胃痛、肠阻塞等后遗症。同时，拔毛症与其他精神疾病有很高的共病性，最常见的共病疾病是忧郁症与焦虑症。若同时有妥瑞氏症与强迫症，则罹患拔毛症的几率很高，有些拔毛症与身体畸形疾患合并发生。女性患者常见的病程模式是月经来之前，病情恶化，但是月经结束之后就会减轻，而且常同时患有忧郁症。患者常因此感到羞耻，自卑，有半数患者其工作、学习与家居生活会受到影响。

依照美国精神医学学会《精神疾病诊断与统计手册》第四版（DSM－

Ⅳ)，拔毛症的诊断规则如下：

（1）最近不断地拔毛发，明显有掉毛发、头发稀疏的现象。

（2）拔毛发前或抗拒拔毛发时，有明显的情绪紧张现象。

（3）在拔毛发之后会有愉悦、舒解的感受。

（4）这个障碍并非其他精神疾病或一般内科疾病所致。

（5）此疾病已造成压力，明显导致社交、工作有障碍。

4. 皮肤搔抓症

皮肤搔抓症患者先是对皮肤上的小瑕疵不满，于是心中产生一股无法控制的冲动，驱使自己一定要袪除瑕疵。当瑕疵袪除后，患者内心会暂时感到疏解、放松，但是过一阵子之后又感到焦虑、厌恶。一般存在压力情况下，较容易出现该症状。

皮肤搔抓症患者大多以指甲或大头针、镊子之类的小器具搔抓身体部位(脸、手臂、腿或背部)，而且通常在夜晚出现症状，因此不易被人发现。此症与强迫症、身体畸形疾患、冲动控制疾患有相似之处，但是必须与身体型妄想症作区分。患者并不认为自己身体存在缺陷，也不认为他人对自己的身体很关注。多数患者因内心的压力、恐惧无法舒缓，而通过不停地搔抓皮肤来转移自我注意力，释放内心的焦虑感。

第四节 强迫症的危害

强迫症是一种严重影响人的心理健康、身体健康和社会适应能力的常见的心理障碍。强迫症的危害是很大的，此类患者往往自知力完整，也正是因为这一点，强迫症患者所承担的压力、忍受的痛苦会比精神分裂等精神障碍性疾病患者更深重。

强迫症患者总是思考一些不必要、不合理的问题，实施一些不恰当的行为。如果他们停止这些活动，他们就感觉生活的秩序被打乱了，于是会明显地感到不安。在思考的问题没解决、要施行的动作没完成之前，什么问题也不能想，什么事都没办法做，患者对此感到很痛苦，却束手无策。

当然，这只是疾病给他们带来的精神层面的危害，谈及强迫障碍，被其危害至深的还有患者的行为能力、交际能力。

一、影响患者正常的社会适应

强迫症患者有不由自主的思想纠缠、刻板的礼仪和无意义的行为重复，导致患者的注意力难以集中，思维混乱，严重影响当事人的学习和工作，甚至可以致使患者完全丧失学习能力和工作能力，导致精神残疾。因此，假使症状严重一定要及时治疗，而且必须是专业治疗，若不经专业治疗，患者很容易并发抑郁症，甚至出现自杀意念，后果不堪设想。

1. 影响学习和工作

强迫症患者总是会不由自主地想一些无意义的事情，导致患者的注意力难以集中，思维混乱。人的精力是有限的，当重复地关注一些无意义的东西，那么在其他有意义的事情上，大脑便无足够的资源去利用，因此会严重影响当事人的学习和工作状态。

对于学生患者而言，强迫症可以致使学生患者在听课、考试时，注意力分散，难以集中精力学习和考试，严重影响患者的学习效果和效率，学习成绩显著下降。对于成人患者而言，因为强迫症状频繁、顽固出现和持续干扰，使其在工作中，如驾驶车辆、清查数目、书写文字、思考问题时，出现失误、延误，甚至出现生命危险。患者无法控制症状而进行灾难化的判断，因此产生恐惧和悲伤。不少患者的工作出现失误，个人经济收入遭受损失，业绩也受到影响。

案例 1

小张学习很用功，但他的学习成绩却总上不去。究其原因，是其上课时总是分心，老师上课讲的内容他根本没听进去多少，即使下课再努力，也难以理解相关内容。小张说，每当上课时，他的脑海里就控制不住，自动冒出一些与老师讲课无关、没用的想法，如：“为什么1加1等于2，而不等于3?”“为什么过马路要走人行横道?”他全然没听进去老师讲的内容，学习自然受到影响。最要命的是，在考试，尤其关键考试中，越是心情紧张，这种自动冒出的与考试无关的想法越多，越不能集中精力去答题。

案例 2

阿英的病是上初三时出现的，那时她16岁。有一次上生理课时，阿英突然想到授课男老师的那个（男性生殖器官）。当她意识醒悟后，顿时脸红不已，深深责备自己。从那以后，便惧怕男老师走过她的身边，害怕自己再想到那个；后来连女老师她也不敢接近，害怕自己想到同性恋。再后来，接触人时，她总是先要提醒自己不再想那个，可愈提醒，愈会想到那个，以致阿英现在变得思想没条理，说话没逻辑性，办事没把握，看书看不进去，注意力很难集中，记忆力明显下降，导致学习成绩严重下滑。

案例 3

司机老王开车上路，总是会不由自主地去数路旁的电线杆，开过去后，他还要想半天，注意力不能集中在驾驶上，经常出现失误，甚至出现危险。老王着急、痛苦，因为他完不成运输任务，被老板批评多次，扣了不少奖金，面临下岗的危险。

2. 影响人际关系

强迫症患者往往因为担心自己的病情发作，因而在众人面前表现得十分拘谨，容易发窘。此外，因为他们对自己过分克制、要求严格，生活较为呆板、墨守成规，兴趣和爱好不多，对现实生活中的具体事物注意不够，所以给人感觉较为冷漠、不敏感。这些都会影响他们的正常交际行为。

同时，人是社会人。人在社会中生活，总会与他人相接触。因为强迫症患者的思想和行为怪异，且反反复复，让周围人尤其是亲密接触者难以理解，也难以忍受患者的纠缠，因此常影响到患者的人际关系。当患者严重影响到他人时，其婚姻、家庭关系、友谊常会遭到破坏。

案例 4

小李总是忍不住地想去洗衣服，因为反复洗衣服这件事，丈夫不知与她吵了多少次。许多衣服已经洗过一次了，可是她还要再洗一次、两次……衣服都已经洗得泛白、变形，甚至她的手都洗破了，可她还是停不下来，甚至硬逼着自己的丈夫和她一样没完没了地洗。对妻子的行为，丈夫表示难以理解，也难以忍受，因此打算和妻子离婚。

案例 5

阿强是个工作狂，加班加点对他而言是家常便饭。阿强对工作要求精益求精，很多事情一定要做到最完美的状态，否则就会很不满意。他不仅对自己要求严格，同时也严格要求自己的下属。对于下属的工作他经常挑三拣四，命令他们对自己的工作任务一定要反复检查，下属交给他的文件，每次都会被他驳回，要求反复修改，毫不留情面。因此在工作中，没有多少人愿意与他共事。

3. 诱发患者出现暴力、犯罪行为

强迫症患者常因病情难愈而感到悲观和绝望，于是会继发出现暴力、犯罪行为。由于病症的反复发作，患者不能像常人一样生活，这种无用感很容易令他们产生悲观厌世的情绪，严重者更可能出现自杀想法和行为。这种表现有时是从患者的言语中流露出来，有时是从外在的一些迹象表露出来，如藏药、藏危险物品等反常的行为。另外，若是周围人对患者使用粗暴的言语和行为去干扰、制止患者的强迫行为，他们的自尊心会受到伤害，这很容易打破患者的平衡，进而更加重其自卑和无用感，出现更为强烈的情绪反应和过激行为。

比如偷窃行为，其完全有可能是以强迫心理为动力的。患者不断地去偷，但偷窃的这种行为是主体控制不住的。他们之所以要偷窃，是因为内心有一种想偷的冲动，这种冲动非常顽固，自己想控制却根本无法控制。虽然事后他们会自责、内疚，但事发当时他们确实对自己无能为力。这一类患者的偷窃行为是病的外在表现，其内在的驱动力和根源是焦虑及强迫心理。

案例 6

年仅 18 岁的晓峰曾被强迫心理所累。晓峰本来老实本分，令人难以将“偷窃”二字与他联系起来。但据晓峰讲，从去年开始自己就被一件心事一直困扰着。那天，他偷了女友母亲的500 元钱。他一边偷，一边对自己说：“别这么做，不可以偷……”可他最后还是拿了钱，并收拾起自己在女友母亲家的所有衣物不辞而别。偷钱后的晓峰除了愧疚外，并不害怕被发现，也没有逃到很远的地方。据他称，其实这并非是他第一次偷窃，早在小时候他就无法控制地偷窃，从 6 岁到 8 岁有过近两年的偷窃经历，而他所偷的东西并非自己真的需要，他只是难以控制住自己的行为。

二、影响患者的身体健康

1. 患者出现皮肤破损

对于有反复洗涤表现的强迫症患者，皮肤完整性受损是最常见的继发症状。频繁、长期的强迫洗涤，损伤了他们的皮肤保护层，使被洗涤处的皮肤干燥、皲裂、红肿、失去弹性，皮肤的营养度降低，有时还会发生感染。

2. 患者入睡困难

强迫症患者因顽固的强迫观念长期存在，上床后不能立即入睡，在床上辗转反侧或下床来回走动。这种紊乱的表现很多见，他们入睡困难、焦躁不安，总是需要服药才能入睡，早晨起来还总是精神萎靡、倦怠、反应迟缓、打哈欠、面色不佳、注意力不集中。

案例 7

每天晚上，丈夫在梦中被洗澡的声音惊醒。他看了一下表，时针已经指在了半夜两点，妻子小郑仍在卫生间洗澡。妻子每日长时间洗澡使两人都无法得到正常、足够的睡眠而身心疲惫。

正如小郑一样，强迫症患者因反复、长时间出现强迫症状影响睡眠、饮食，同时使身体受到损害。

3. 强迫症可导致患者出现脑功能障碍

强迫症会因疾病的迁延而出现躯体疾病症状，在临床上就存在长期不愈的强迫症患者表现出脑功能障碍的实例。

近期，有关强迫症的现象学、神经生理学、神经心理学和神经功能成像的研究资料初步提示，强迫症病人调节错误识别加工和负责情绪与奖赏系统管理的脑功能网络会因病情的发展出现机能紊乱，紊乱涉及区域主要包括眶额皮层、前扣带回皮层和背外侧前额叶皮层在内的前额叶脑区，以及腹侧纹状体、丘脑等皮层下脑结构。

神经功能成像的研究表明，强迫症患者常常伴有双侧前扣带回皮层激活增加的表现。前扣带回皮层是一个行为规划与执行的高级调控结构，在认知和情绪信息管理中起着关键作用，若这一区域表现出病态，人的认知和情绪就会处于失控局面。

另外，强迫症的影响还涉及纹状体。纹状体一旦受损会使病人无法对重要信息作出灵活的反应，而且与程序性学习过程相关的“准备就绪”和“释放”功能也会遭到破坏，使有关程序结束的信息不能在纹状体水平进行整合，导致一些常规程序在环路中活动，进而出现习惯化或仪式化的行为。

眶额皮层是情绪信息加工的最高级整合中心。强迫症不愈会令其左侧或右侧，甚至双侧存在功能性活动增强，这种结果会导致人们无论在什么样的情境中均不能完成与奖赏相关的任务，同时也会丧失对环境刺激应有的情绪反应能力。

背外侧前额叶皮层是人类高级认知功能的加工中枢，有研究表明，其在工作记忆任务中起重要作用，不但参与了与特定事件相关信息的分析、序列加工、在线维持以及计划的自我阐述，而且调节注意的集中，整合与决策制定相关的信息，并在适应环境的改变和控制行为反应中起关键作用。损伤这一区域的人类被试出现了信息暂存加工能力和目标定向行为的作业缺陷，因此会损害他们对行为结果的认知整合能力。

再者，有大量研究资料表明，长期不愈的强迫症病人在调节错误识别加工的脑功能网络区域出现了机能紊乱现象。

研究显示，强迫症患者的眶额皮层在双侧、左侧或右侧存在明显的活动异常现象。眶额皮层包括额叶的喙部和腹内侧部，是大脑中情绪信息加工的最高级整合中心，如果这一区域的功能出现异常不仅会损害人们对于行为结果情绪意义和刺激动机意义的评价能力，还会使人在需要适应环境时无法快速作出改变，最终造成他们无法学会对有价值的或是讨厌的外界刺激作出适当反应。

表现在强迫症患者身上的眶额皮层异常主要反应为此系统的过度激活，这种变化可能会导致患者对未来行为预期结果的评价增高，形成无法控制的思想和行为，导致不适当“错误觉察”认知信号的产生。此外，研究资料还显示，顽固强迫症患者在眶额皮层过度激活的条件下还有对于认知信息加工、行为反应以及运动反应抑制能力方面明显缺损的现象。

来自神经解剖、神经生理以及神经心理和功能方面的研究显示，大脑眶额皮层、前扣带回皮层的过度激活现象会造成人在识别信息的过程中出现错误，进而对自己的行为及其结果产生错误的评价；而脑部背外侧前额叶皮层活动减弱则会损害人们处理、加工信息的能力。不幸的是，在大多强迫症患者的脑部研究数据中，医生都发现了以上这些脑功能障碍种类。也就是说，在长期的强迫症影响下，患者的脑功能会出现衰退现象，进而影响他们处理各种信息的能力。

脑部组织一旦受损，想要恢复是十分困难的，因此，保护大脑最妥当的做法就是及早对强迫性神经症采取治疗措施，在其没来得及造成脑部眶额皮层严重损害之前控制住病症。

三、影响患者的心理健康

强迫症的影响作用是超越一般人想象的。患病者不仅会因症状表现与其真实自我格格不入而承受心理痛苦，也会因为自我强迫和自我反强迫的同时存在，而造成内心极大的痛苦。这类患者整天处于惶恐、烦躁的情绪中，甚至出现焦虑、抑郁等心理障碍。

1．强迫症可使意志瘫痪

强迫性神经症的性质是，患者能够意识到自己的观念和行为是不必要的、是违背常理的，甚至是违背道德的，但就是控制不住自己要那样去想、那样去做。病人想努力控制自己，但最终总在以失败告终的刺激下加深了焦虑、抑郁、失落的程度。物极必反，患者面对自己无法控制的思想和行为，很容易走上强迫症的对立面——意志缺乏。

这种患者会彻底地放弃自我，任事情自由发展，从此变得不修边幅、生活懒惰、缺乏意志力。比如，一个有洁癖的人，从前总是会不停地打扫房间，清洗被单、床单、衣物等，把家里收拾得一尘不染。但是现在，患者出现意志懒散的时候，他们什么都不愿意做，甚至连正常的收拾房间的行为也消失了，致使家里乱成一团，而患者本人也因经常不洗脸、不洗手、不洗澡而令人难以忍受。患者就像变了一个人，并且病情严重的时候，挣脱意志控制的表现还将更加严重。

2．强迫症改变人的性格

我们知道，一个人遭遇巨大精神创伤后，性格会发生变化。比如，面对亲人的突然离去，一个原先开朗活泼的人，会变得悲观、孤僻、沉默。除了这种精神创伤刺激，长期的强迫观念和强迫行为也能改变一个人的性格。患有强迫症的人，会有自身不能克制的反复检查、反复清洗、反复回忆等行为和观念，而这种反复不止的行为，会使患者养成一种谨小慎微、多疑敏感的习惯，久而久之，改变一个人的性格。

比如一个做事雷厉风行、不拘小节的人，因为自己工作上的一次疏忽，而给公司造成巨大的经济损失，遭到领导的严厉批评，那么这个人以后做事情时，便会格外地小心谨慎，逐渐演变为对自己的工作内容反复检查的强迫行为，进而，慢慢地改变自己的性格，从一个豪爽的人，变成一个优柔寡断、谨小慎微的人。

3. 思维强迫症令人出现幻觉

思维强迫症患者通常疑神疑鬼，对于脑中反反复复的、不切实际的观念，患者有可能会信以为真，而出现幻觉。因为这些不合理的、虚构内容的存在，患者同样饱受煎熬。

思维强迫症可导致患者出现幻觉。例如，有些患者反映，即使没有人在自己旁边，有时也会听到责骂自己的声音，或感觉某人在注视着自己的一举一动。作为一种常见的知觉障碍，幻觉又包括听幻觉和视幻觉。

思维强迫症患者中，听幻觉很常见。他们常常听到各种不同种类和性质的声音，如讲话声、呼喊声等，其中言语性幻听最多见。幻听的内容可与患者有关亦可无关，声音常能分辨男或女、熟识或陌生，可指出源于何处。一般情况下都是直接对患者讲话，另外，以第三人称的方式对患者的言行举止进行评论的情况也时有出现。有时，幻听内容为命令患者做某种事，如拒绝服药、进食，殴打别人，让他自杀或损伤自己身体的某部分，总之，其内容以讽刺、嘲笑、斥责，甚至威胁、辱骂或命令性质的较多见，患者明知这些命令毫无根据且不合理但又无法控制其出现，所以极端苦恼、愤怒和不安。

视幻觉出现在思维强迫症患者中的几率相对要低些，但在处于意识障碍状态中的患者中也是有出现的可能的。视幻觉内容丰富多样，形象有的清晰、鲜明和具体，有的模糊。视幻觉中所出现的形象可以是个别的人物或整套的景物。

虽然出现在思维强迫症患者中的幻觉表现形式多样，但其中内容大多与患者的精神创伤有密切关系，反映着患者的心理活动。因此，幻觉虽然令患者痛苦，但也可能成为疾病治疗的突破口。

4. 强迫症患者容易走上绝路

强迫症患者常常因为头脑中和行动上的某些不正常、不合理现象而苦恼。他们总是处于有意识的自我强迫与有意识的自我反强迫同时存在的境地，明知强迫症状的持续存在毫无意义且不合理，却不能克制地反复出现，愈是企图努力抵制，反而愈感到紧张和痛苦。

同时，强迫症患者常承受普通人难以想象的压力，这些压力包括来自社会上、身体上，以及患者精神上的压力。有些患者总是担心自己在人前表现出强迫症状，于是拒绝与外界沟通交流，长期压抑自己的情绪；还有些患者会对自己患病深感内疚和自卑，认为自己给周围人带来了麻烦。患者往往感觉自己不被人理解、孤独、身临深渊、进退维谷，甚至有一部分患者认为自己生不如死，因不能承受疾病所带来的压力和痛苦走向绝路，选择自杀。所以，强迫症是人们应当重视，且须及早治疗的一种障碍性疾病。

5. 强迫性人格的危害

强迫性人格患者干什么事都是把安全放在第一位，过于仔细认真、小心谨慎，会再三权衡问题的各个方面，选择时犹豫不决，唯恐疏忽和出现差错，以至于难以决断。这种心理容易让他们产生处境性和期待性焦虑，遇事就心情紧张，总像面临重大考验似的，守时、拘谨和墨守成规的特点也很突出。

强迫性人格患者具有不完善感，这种不完善感的代偿就是追求十全十美。他们对自己责备求全、吹毛求疵，对他人缺乏表达温情的能力，刻板和固执，总要求别人按其规矩办事。如果处于顺境，工作中受到权威的赞许，他们对自身成就感到满意，此时能坚持相当有效的实际行动，有相当的自控能力。但是如果处于逆境，自控能力就会迅速下降。

强迫性人格患者总会感到他面对的世界是不确定的，抓不住规律，所以他们便人为地制定各种戒律迫使自己遵守。他们僵化死板，拘泥于形式、规则和次序，以致难以适应变化。

强迫性人格的患者有强烈的禁忌意识。他们对性的成熟以及性潜能的出现与成长有着困惑。他们拒绝接纳性的成熟，压抑自身的性骚动。然而性骚动越压抑就越发强烈，所以，焦虑会逐渐强烈到摧毁人对世界的知觉和想象的程度，致使他们对自己和周围世界怀有强烈的无力感和无助感。

可见，强迫障碍绝非我们眼中所看到的、仅仅涉及几个无关紧要的重复性动作和重复性观念。透过这些表象，我们可以看到强迫症患者的方方面面，包括身体、心理、正常的生活等都在遭受着疾病的破坏。因此，对于强迫障碍，患者自己不要有意掩饰，要积极寻求解决方法，而患者周围的人也应给予理解关怀，并主动配合、积极提供帮助。

第五节 强迫症的病因

农夫和他的衣服

有一个星期天，一个贫穷的农夫正要出门的时候在门口碰到他孩提时代的朋友，那个朋友正要来看他。

农夫说："欢迎！这么多年了，你都到哪里去了呢？请进屋，我已经答应要去看一些朋友，想跟他们延期也很困难，所以请你先在我家休息，我大概一个小时以后就回来，我会很快回来，然后我们就可以促膝长谈。”

他的朋友说：“喔！不要，我跟你一起去不是更好吗？可是我的衣服很脏，如果你能借给我一些干净的衣服，我换好衣服之后就跟你去。”

前些时候，国王给了农夫一些贵重的衣服，农夫将那些衣服藏起来，要等到比较盛大的场合才穿。这时，农夫很高兴地把那些衣服拿出来给朋友穿。

他的朋友穿上这些珍贵的衣服、头巾、腰巾和那双漂亮的鞋子，他看起来就好像国王一样。望着他的朋友，农夫觉得有点嫉妒，比较之下，他看起来好像是一个仆人。他开始怀疑自己是否做错了，把最好的衣服拿出来。他开始觉得自卑，他想，现在每一个人一定都会看他的朋友，而他却像一个陪侍，像一个仆人。

他试着将自己想成是他的好朋友，也想成是一个胸怀宽广的人，“毕竟一件好的外套或一条昂贵的头巾又算得了什么呢”！但他越是用理智去告诉自己，那件外套和头巾就越占据他的头脑。

他们两人走在一起，行人只看他的朋友，而没有注意到他。他开始觉得沮丧，他表面上跟他的朋友聊天，但内心里所想的无他，只有那件衣服和头巾！

他们到达了所要拜访的朋友家，他介绍他的朋友说：“这是我的朋友，孩提时代的朋友，他是一个很可爱的人。”突然间他迸出一句话说：“他穿的衣服是我的。”

他的朋友吓了一跳，主人也吓了一跳，他自己也意识到这句话不该说，但是已经太晚了，他懊悔他的失言，内心暗自责备。走出那个朋友家的时候，他向他的朋友道歉。他的朋友说：“我愣住了，你怎么可以说出这样的话？”

农夫说：“对不起，我的舌头不听话，我错了。”但舌头是从来不撒谎的，如果有什么东西在一个人的头脑里，话就会脱口而出，舌头从来不会犯错。他说：“请原谅我，那句话是怎么讲出来的我自己也搞不清楚。”但是其实他知道得很清楚，那个想法是由他的脑海中浮现出来的。

他们又出发到另外一个朋友家去，现在他下定决心不要说那些衣服是他的，他已经封住了他的头脑。当他们走到门口的时候，他已经作了最后的决定，不说那些衣服是他的。

那个可怜虫不知道当他的决心越大，他的内心就越会感觉到那些衣服是他的，而且，这种坚定的决心是在什么时候产生的呢？当一个人下定决心，比方说，发誓戒性欲，那只是表示他对性的兴趣正在从内部强而有力地冲击着他。如果一个人下决心从今天起要少吃一点或断食，那只是暗示他很想多吃，像这样的决心不可避免地会造成内在的冲突。我们的弱点是怎样的，我们就是怎样的，但是我们决定要控制它们，我们决心要跟那些弱点抵抗，如此一来，这就很自然地变成了潜意识冲突的来源。

因此，处于内在冲突的状态下，这个农夫进入了第二个朋友的家，他小心翼翼地开始说："他是我的朋友。"但是他意识到没有人在注意他，每一个人都以敬畏的眼光看着他的朋友和他朋友的衣服。突然间有一个强烈的念头在他的脑海中升起："那是我的衣服！我的头巾！"但是他再度提醒自己不要谈关于衣服的事，他已经下定决心。"不论贫富，每一个人都有某种衣服，不是这种，就是那种，那是不重要的 。"他对自己解释，但是衣服就像钟摆一样，在他的眼睛前面来来回回地摆荡。

他重新再介绍："他是我的朋友，一个孩提时代的朋友 ，是一位很棒的绅士。至于那些衣服？那是他的，不是我的。"

那些人都感到惊讶，他们以前从来没有听过这样的介绍："那些衣服是他的，不是我的。"

等到他们离去之后，他再度向他的朋友致十二万分的歉意，他承认这是一次重大的失言，现在他对于什么要做什么不要做感到很混乱。他说："衣服以前从来没有像这样抓着我！老天爷啊！我到底怎么了？"

他到底怎么了？这个可怜的农夫不知道他对他自己所用的伎俩即使由一个神来尝试，衣服也同样会抓住他！

他的朋友十分气愤地说他不愿意再跟他继续走了，农夫抓住他的手说："请你不要这样，请你不要以这么坏的态度来对待朋友，我会感到终生遗憾的，我发誓不再提有关衣服的事，用我全部的心，我对神发誓，将不再提起有关衣服的事。"

接下来他们进入了第三个朋友的家，农夫很严格地克制住他自己。克制的人是很危险的，因为有一座活火山存在于他们内心之中，但外表上他们是僵硬的，充满了克制，那些想跑出来的冲动被紧紧地控制在他们心里。

请记住，任何强迫性的东西既不能持续，也不能完整，因为其中有着强大的压力。你必须放松，你必须休息，你能将拳头握紧多久呢？二十四小时吗？你握得越紧就越容易疲劳，也就越想快些将它放开。你越是努力去做，越是用力，就越快疲劳，你的手可以一直张开着，但是它不能一直紧握着，任何会使你疲倦的东西都不能成为你自然生活的一部分。

所以农夫很严格地按捺住自己，不提有关衣服的事。他们走进了另外一个朋友的家，农夫全身冒汗，简直筋疲力尽了，他的朋友也很担心。

农夫被焦虑弄僵了，他很慢很小心地说每一句话来介绍："来见见我的朋友，他是我的一个老朋友，是一个很好的人。"

他犹豫了片刻，感受到内在的一股压力，他知道他敌不过这一股压力，就大声地脱口而出："那些衣服？对不起，我不说，因为我已经发誓不再提起那些衣服了。"

这是一个非常有洞察力的故事，它几乎道出了所有神经症，包括强迫症的发病根源，这个农夫到三个朋友家的过程，就是所有神经症的形成过程。

一、精神分析学说的看法

精神分析理论属于心理动力学理论，是奥地利精神科医生弗洛伊德（Freud）于19世纪末20世纪初创立的。

1. 人格结构理论

弗洛伊德认为，人格结构由本我、自我、超我三部分组成。本我（id）即原我，是指原始的自己，包含生存所需的基本欲望、冲动和生命力。本我是一切心理能量之源，遵循快乐的原则。它不理会社会道德、外在的行为规范。它唯一的要求是活得快乐、避免痛苦，本我的目标是求得个体的舒适、生存及繁殖，它是无意识的，不被个体所察觉。自我（ego），是指现实的我，是自己可意识到的执行思考、感觉、判断或记忆的部分。自我遵循现实的原则，调控本我和超我之间的关系。超我（superego），即理想中的我。它是个体在成长过程中通过内化道德规范、社会及文化环境的价值观念而形成的，其职能主要在监督、批判、管束自己的行为，超我的特点是追求完美，遵循道德的原则。

对于农夫而言，他的本我要获得快乐，不想只做朋友的"仆人"，他的真实我（自我）老实、善良、自卑、刻板、缺乏幽默感，而且虚荣心极强，而他的理想我（超我）则自信、大方、豪爽、义气和洒脱。本我要求他说出衣服的真实情况，而超我不允许他说出来，本我和超我间存在强烈的冲突，而自我夹在中间，不知道该怎么选择。当孩提时的一个朋友来看望他时，他正要出门，因为已经与另外三个朋友约好要去拜访。他可以有如下几种选择：

（1）坚持让朋友在家等他回来，但他担心这样对多年不见的朋友有失礼貌。

（2）推迟拜访另外三个朋友，以后再作解释，但又怕得罪那三个朋友。

（3）随便找出一件普通衣服给朋友穿，但他又怕失面子。

最后，为了在童年朋友面前显摆一下，就拿出了国王赠送的、平时连自己都舍不得穿的贵重礼服。当行人的目光只投向朋友而忽视他时，本我就开始发牢骚："那些羡慕的目光本来应该投向我的，凭什么我反而成了陪衬？"超我及时提醒他："一身漂亮的衣服算什么，别这么小气！"于是，自我开始打压本我，但越打压，本我的牢骚就越大，"那身衣服是我的"的念头就越占据他的脑海，挥之不去，他开始感到后悔。

他用理想我（意识、意志）压抑着真实我（潜意识、情感），走进了第一个朋友家。在介绍孩提的朋友时，他脱口而出："那身衣服是我的。"这一失言，立即遭到理想我的强烈不满，他连忙向朋友道歉，而且自责。

自我加大了对真实我的打压力度，下决心再也不说那身衣服是他的。他以为理想我胜利了，正在欣慰之际，真实我又蹿出来了："可是，那身衣服明明是我的呀！"他感到慌乱，赶紧把理想我请出来，解释道："毕竟，衣服说明不了什么，每个人都有一身衣服，好坏都差不多嘛！"于是，在第二个朋友家，他小心翼翼地作着介绍，真实我突然拽了他一把，理想我也给他一巴掌："至于那身衣服？那是他的，不是我的。"这是什么话？农夫立即就后悔不迭，对朋友连连解释，这不是他想说的话。

农夫恨不得抽自己两个大嘴巴。理想我的道理说得明明白白，为什么就是做不到！自我更拼尽全力，死压着本我。本我被激怒了，力量越来越大，"那身衣服就是我的，就是我的"的念头开始冲出潜意识，往意识里冲，简直要把农夫的脑袋胀开了。他努力地克制着，浑身冒汗，筋疲力尽，眼看就顶不住了。他发誓，再发誓，坚决不提衣服的事。他咬着牙，一字一句地向第三个朋友介绍，坚守着意识的最后防线，突然，潜意识猛地冲出来，农夫大声喊道："那身衣服？"这句话刚一出口，就被理想我踹了一脚，他瘫软了，有气无力地说："对不起，我发过誓，再不提衣服的事了……"

农夫头脑中反复出现的那些关于衣服的念头，已具有强迫症的特征，他其实是在寻求一个两全其美的效果：既想让大家知道那身漂亮的衣服是他的，以满足自己的虚荣心，又要维护朋友的面子，不得罪朋友。这种追求十全十美的心理定势，将会迁移到别的事情上，形成强迫性对立思维和穷思竭虑。农夫为了减轻本我和超我的冲突带来的焦虑，可能在无意识中重复某个动作，比如审视并整理自己的衣着，这个动作将伴随深刻的焦虑体验固结下来，而引发这个动作的具体事件却被遗忘了，就形成了强迫性动作。强迫症是自我抵抗本我的转换形式。

2. 心理防御机制理论

心理防御机制是自我的一种防卫功能。很多时候，本我与超我之间，本我与自我之间，经常会有矛盾和冲突，这时人就会感到焦虑和痛苦。为了缓解这种焦虑感，消除痛苦，自我开始在不知不觉中，以某种方式，调整双方的冲突，使本我的欲望可以得到满足，而同时超我的监察又可以接受，这就是自我的心理防御机制。

心理防御机制包括压抑、否认、投射、退化、合理化、补偿、升华、幽默、反向形成等各种形式。人类在正常和病态情况下都能下意识地运用这些防御机制，运用得当，可减轻痛苦，帮助渡过心理难关，防止精神崩溃；反之，运用不当就会形成各种心理疾病。

以弗洛伊德为代表的精神分析学派认为，焦虑是理解所有强迫症的关键。当本我的性本能与攻击本能和超我要控制与调节这类内驱力发生冲突时，自我如果不能运用恰当的防御机制来调节本我和超我的冲突，以达到缓解冲突引起的焦虑时，就不得不采用一些错误的心理防御机制来避免焦虑，如压抑、投射、反向形成、固着等。假如这些防御机制不足以抵御或缓解这些焦虑时，为了替代本能的欲望冲动，强迫性冲突就产生了。由于本我要寻求的本能冲动处于潜意识领域，自我就很难意识到其冲突的真正对象，因此感到莫名的恐惧、焦虑。所以，焦虑感被精神分析理论认为是强迫症最基本的核心症状。当焦虑转换为躯体症状时，则表现为癔症的转换性症状；焦虑感被分离出意识时，则表现为癔症的分离性症状；当焦虑感被转向外部世界的对象时，则表现为恐惧症；当焦虑感被隔离开时，则表现为强迫症；如果焦虑感被直接体验，则表现为焦虑。这些症状可理解为“妥协形成”或自我企图来整合自我驱力、超我与现实的结果。

3. 性心理发展理论

弗洛伊德认为人的精神活动的能量来源于本能，本能是推动个体行为的内在动力。人类最基本的本能有两类：一类是生的本能，另一类是死亡本能和攻击本能。生的本能包括性欲本能与个体生存本能，其目的是保持种族的繁衍与个体的生存。弗洛伊德认为，性本能冲动是人一切心理活动的内在动力，当这种能量（力比多）积聚到一定程度时就会造成机体的紧张，机体就要寻求途径释放能量。

弗洛伊德将人类的性心理发展划分为五个阶段，依次是口唇期（0～1岁）、肛门期（1～3岁）、性器期（3～6岁）、潜伏期（6～11岁）、生殖期

(12 岁以后)。成人人格的基本组成部分在前三个发展阶段已基本形成，所以儿童的早年环境、早期经历对其成年后的人格形成起着重要的作用，许多成人的变态心理、心理冲突都可追溯到早期的创伤性经历和压抑的情节。在儿童性心理发展的每一个阶段，父母都应与儿童保持一致。对性欲的过分满足或不能满足都可能引起儿童沉迷于受鼓励的或者不受鼓励的活动。此时儿童就固着在这个活动上，比如停滞了发展，或者在生命的整个过程中都存在这种问题。若每一阶段都正常发展，则成年后便很少出现问题；若人格发展滞留在某一阶段，没有发展完全，那么成年后，便容易出现心理问题。

根据心理动力学原理，强迫症是起源于性心理发育的肛门期，即开始大小便训练的时期。这时，亲子之间，一方面要求对方顺从，另一方面要求不受约束，这种不平等的对立引起了儿童的内心冲突和焦虑不安，从而使得性心理发育停留于这一阶段，成为日后心理行为退化的基础。一旦个体遭遇外部压力，便会重现肛门期的冲突与人格特征。

滞留在肛门人格的人具有爱整洁、吝啬、固执三种性格特征。现在的学者认为，对 2~3 岁儿童的教育过于严格可以导致肛门人格，而这种人格比较容易“沾染”上强迫症。肛门人格的本质就是权力欲，具有这种性格的人都自称自己理智，喜欢讲道理，其实这些都是手段，目的是权力。而根据调查，几乎所有的强迫症患者都有强烈的权力欲，固执、刻板、好支配这些都是肛门人格为其打下的基础。

二、行为理论的看法

行为学派强调刺激与反应之间的联结，代表人物是华生、斯金纳和班杜拉。行为理论的基本看法是“行为来自学习”，例如，“一朝被蛇咬，十年怕井绳”，这就是“经典性条件反射”（classical conditioning）；小孩子发现拾金不昧可以得到家人、老师的表扬，更可以得到同学、朋友的敬畏，于是这些“益处”强化了这种行为，这就是“操作性条件反射”（operational conditioning）；小孩子看见父母吸烟、喝酒，也会开始有样学样，尝试模仿甚至成为一种习惯，这就是社会学习理论的“观察学习”（observational learning）。

因此，行为学派总认为情绪困扰、不良行为或焦虑症状都是学习而来。以下就针对强迫症，说明其形成的机制。

1. 华生的行为主义

行为主义心理学认为，不但人类正常的行为方式是刺激—反应之间建立联结的结果，病态的行为反应也是通过条件反射的建立而形成的，强迫症的产生可能也是如此。

经典的条件反射把强迫症看做是学得的强迫反应。以华生曾做过的一项恐惧实验为例。一个名叫阿尔伯特（Albert）的小男孩年仅 9 个月，身体健康。华生给他呈现一只很温顺的小白鼠。阿尔伯特的最初反应是积极的，他不仅不害怕小白鼠，还爬向它，触摸它，并与它一起玩，就像和小猫、小狗玩一样。2 个月后，华生安装了一个恐惧反应装置，每次阿尔伯特一接近小白鼠，华生就在他后面用力敲击金属，发出巨大的响声，令阿尔伯特很害怕。如此这样数次后，这个不害怕小白鼠的小男孩开始恐惧白鼠，当华生将白鼠放在他面前时，他出现恐惧反应，大哭起来，远离白鼠。经过 3 个月的反复实验，这种恐惧反应甚至进一步泛化到狗、兔等动物或皮毛衣物等。

阿尔伯特害怕巨响，当小白鼠和巨响建立联结后，他对巨响的恐惧反应泛化到小白鼠，即阿尔伯特在小白鼠和恐惧情绪之间也建立了联结。而对于强迫症的形成，我们可以以反复检查门窗是否锁住为例。由于第一次锁完门后不放心，回来检查，发现门确实没有锁住，心里会划过一丝恐惧，告诉自己："还好回来检查了一遍，要不然结果就惨了！"并提醒自己下次一定要注意检查。而不久后刚好又听到其他地方的住宅区房屋被盗损失惨重的信息，于是，再次提醒自己下次记得一定要检查门窗是否锁住。经过多次提醒后，就会在锁门和检查门是否锁住之间建立一种联结，即所谓的形成一种习惯。每次锁完门后，都要再检查一遍。如此不停反复，锁门和检查门是否锁住的联结建立得越来越牢固，当患者有一天发现自己的行为怪异时，这种习惯已经改变不了了，即形成所谓的强迫症。

2. 斯金纳的操作行为主义

斯金纳认为，华生所讲的行为属于应答性行为，但在现实生活中，有机体更多的是操作性行为。操作性行为是个体主动发生的一个行为。当这个行为偶然发生一次后，会立即得到一次强化，那么被强化了的操作性行为在类似的环境中再度发生的可能性大大增加。斯金纳通过对动物的研究，提出了操作性条件反射和强化说。最经典的实验是他设计一个操作箱，里面放进一只白鼠，若白鼠按压杠杆，便可获得一粒食丸。当白鼠在箱子里乱窜，无意间按压了杠杆装置，获得了食物，它再次无意间又按压了杠杆，又得到了食物，反复多次，白鼠逐渐习得了按压杠杆就有食物的条件反射。当白鼠饿了，就会有目的地去按压杠杆。

在这个条件反射建立的过程中，是白鼠自己进行操作，外在事物进行强化，通过强化物（食物作为奖励）增强按压杠杆的反应。在现实生活中，当小孩将吃完冰激凌剩下的盒子扔进垃圾筒时，得到父母的表扬，那么以后孩子将垃圾扔进垃圾筒的行为会大大增加。

除了正确的行为可以通过强化形成之外，病态的行为也能通过强化获得。下面具体讲解强迫症是如何通过强化形成的。

案 例

鸽子的怪异动作

本实验选择特别易受暗示的鸽子来进行。用分料机随机地对一群鸽子进行喂食，经过一段时间，发现鸽子各自形成了一些古怪的习惯性动作：有的鸽子拖着一个翅膀行走；有的鸽子原地打转；有的鸽子不断地竖起尾巴。而观察其原因，就是因为他们受到第一次分料喂食的暗示。也就是说，当它正以翅拖地时得到食物，它就以这个动作乞求下次得到食物；而正在转圈时得到食物的鸽子，就不断地转圈，以求得到新的奖赏和机遇。

操作条件作用的观点是，受到强化的行为容易保留下来。这在强迫症中看得最清楚：强迫礼仪常常是一种可减少充满恐惧的强迫性思维的行为，所以不管这个行为多么愚蠢或不合理，它还是继续下来，正如上述的鸽子。例如，有强迫性检查症状的病人，会不断地检查自己是否把门锁好，是否把衣服叠好，是否把灯关掉等。他们需要以固定的、礼仪式的方式把各件事情做“好”，他们被这种需要困扰着。Roper 曾做过这方面的研究，以了解被试的检查反应。在被试的仪式动作前后对他们进行估量，可以发现检查前焦虑有明显的增长，而在强迫检查后焦虑有所减轻。这说明他们的强迫性检查行为在得到强化。通过强化习得的强迫行为可能是“有意义”的，也可能是偶然的。研究发现，有复视等癔症状的飞行员似乎有一种与焦虑来源直接有联系的症状；与此相反，许多强迫症状只不过是变化不定的意外事件经过反复强化的结果。由于原初的焦虑诱发刺激联结（无条件反射），经过观察和思维的激发，而获得了实际的焦虑。这样，事实上个体就已经习得了一个新的驱力。虽然强迫可以基于不同的途径习得，但是一旦获得之后，个体便发现借助于强迫观念的一些活动可以帮助减少焦虑。每当焦虑的时候，采用强迫的方式，个体的焦虑便得到了缓解，这种结果强化了个人的强迫行为，并且因为这种有用的方法，成功地驱除了个体的获得性内驱力（焦虑），因而逐渐地稳定下来，成为习得性行为的一部分，便患上了强迫症。

3. 班杜拉的社会学习理论

班杜拉同意斯金纳的观点，即对动物来说，操作性条件反射是一个很重要的学习形式。但他强调人类与动物不同，人类具有认知能力，是积极的信息加工者，能够思考行为和结果之间的关系。因此人类更多地受事件后果的影响，而不是受他们实际所经历的事件的影响。

班杜拉的观察学习理论是他理论的核心部分。观察学习是通过观察他人的作为，即榜样的行为，而进行的简单的学习。这种学习不需要学习者直接地作出反应，也不需要亲自体验强化，只要通过观察他人在一定环境中的行为，观察他人接受的强化就能完成学习。

班杜拉认为“所有行为皆可经由观察与模仿学习而来”，首先必须仔细注意榜样的行为，积极地消化所观察的内容，然后在记忆中储存信息，以便后来模仿这种行为。即观察学习包括四个过程，分别是注意过程（attention processes）、保留过程（retention processes）、动作复现过程（motor reproduction processes），以及动机过程（motivation processes）。

(1) 注意过程。

注意过程是学习者在环境中的定向过程，个体一定要注意示范者的行为，否则模仿学习就无从产生。而影响注意过程的因素包括观察者本人的特征，示范者的活动特点，以及示范者所具有的成功、威望等引人注意的特征。

①观察者的特质：有些人很容易受他人或媒体的影响，而产生注意与学习行为；有些人则会加以分析或是相信自己的经验判断，未必全盘接受这些信息。这就是为何同样都是处于父母有洁癖的生长环境，有些孩子仍然朝一般性发展，并未出现类似的洁癖行为的原因。

②示范者的特质：对观察者越具有影响力的人物或刺激，越易受观察者注意。父母对孩子而言，永远都是最具影响力的人，父母的生活习惯、言行举止，都可能引起儿童的注意；此外，如师长、偶像等，也都是可能引起注意的对象。

③示范行为的特性：如果父母清洁居家环境的方式、次数、顺序非常清楚明确，就较容易引起儿童注意。

(2) 保留过程。

当观察者看到了榜样行为后，通过编码的方式贮藏在头脑中，才能在日后加以复制。编码信息可以是视觉表象，也可以是符号转换。

(3) 动作复现过程。

日后遇到类似情境或刺激时，患者会表现出类似榜样的行为，一开始不一定会完全一样。包括“立即模仿”与“延迟模仿”，妈妈刚擦完桌子后，小孩马上跟着重做一遍，称为立即模仿；如果尔后轮到孩子在学校值日时，也像妈妈一样清洗，称为延迟模仿。

(4) 动机过程。

一个人通过观察习得行为后，他可能去操作这一新行为，也可能不去操作这一行为，这取决于由强化引起的动机作用。如果个体重复清洗的行为，受到母亲的表扬，则日后表现出此种行为的可能性就会升高；反之，如果此行为被惩罚，则日后表现出此种行为的可能性就会降低。

若以观察学习解释强迫症的成因，则是指儿童在成长过程中，通过父母的示范，习得强迫性的想法与行为。例如，父母是完美主义者，有洁癖，老是仔细重复检查东西等，孩子在长期耳濡目染之下，习得这些想法与行为，加上与父母类似的行为受到父母的表扬，更增加了孩子的行为，甚至日益演变为强迫思考与强迫行为。例如，有位过度怕脏的患者，回想起小学时，放学回家后妈妈正在家里打扫，并要求他立即洗手或洗澡。因为母亲认为刚从学校回来，一定全身都是细菌，要赶快换衣服洗澡，避免将细菌带回家中。后来患者也慢慢养成爱干净的习惯，而且逐渐演变成过度爱干净的习惯，并觉得这样做是对的。住校后他才发现自己和别人不一样，因为洁癖严重，不敢自由自在地和同学一起玩，过着非常孤单的校园生活……

三、认知理论的看法

认知学派把人看成是信息传递器和信息加工系统，认为强迫症患者通过强迫思考来增强强迫行为，两者相互作用，不断巩固彼此，因而使患者备受困扰。个体必须改变这些不合理的信念或想法（如强迫思考），才能改善行为的困扰程度（强迫行为）与带来情绪上的适应（焦虑减除）。常见的认知理论有贝克（Beck）的“认知治疗”（Cognitive Therapy，CT）与艾里斯（Ellis）的“合理情绪行为疗法”（Rational - Emotive Behavior Therapy，REBT）。

1. 贝克的认知理论

贝克认为，个人对外界事物的感受与表现取决于个人的认知，而出现情绪困扰则是个体的认知发生歪曲（cognitive distortions），如错误思维、在信息不足或错误信息的基础上进行不正确的推理，以及不能区分现实和想象。这是个体内在不合理的自动化认知历程，所以又称为“负向的自动化思考”（negative automatic thoughts），其常见的类型包括下列七种：

（1）极端思维：用全或无、非黑即白的极端方式来思考和解释问题。

（2）选择性概括：仅根据对一个事件某一方面细节的了解就形成结论，而忽略整体背景和其他信息的重要性。

（3）过度概括：由一个偶然事件而得出一般化推论，并将之应用于不相似的事件或情景中。

（4）夸大和缩小：用一种比实际大或小的意义来衡量整个事件或情境，如过度夸大负面事件的严重性。

（5）个性化：个体在没有根据的情况下将一些外部事件与自己联系起来的倾向。

（6）乱贴标签：根据缺点或以前犯的错误来描述一个人和定义一个人的本质。

（7）主观推断：没有相关的或充足的证据就下结论，包括“灾难化”。

根据贝克的认知理论，强迫症患者是因为出现了认知歪曲。例如，“我如果不再三检查炉子，房子可能会烧起来”，“假如我不再次洗手，有可能因此生病”。

汤华盛、黄政昌参考 Hyman 与 Pedrick（1999）对强迫症不合理信念的看法，将强迫症常见的认知扭曲归纳为下列十四种：

（1）过度高估事情的危险性和严重性。

高估事情的危险性和严重性，即使只有极低的几率会发生不幸，患者仍会保护自己、家人或重要他人。换句话说，即使不幸事件的发生几率小到只有百万分之一，但在患者看来几率就好像99.99%一样大。例如，“我想这世界是处处充满危险的”，“倒霉事总是发生在我身上”，“小差错总是会变成大灾难”。

（2）过度完美主义。

相信事情总有完美的解决之道，认为做到尽善尽美，不仅是可能的，还是必须的。因此，除非把每件事情做到完美，否则是无法容忍的；反之，假如没有做到尽善尽美，那就认为是做得很糟糕。例如，认为不断练习直到做到最好为止是重要的；认为小差错会导致严重后果，错一小部分和全部错是一样的；认为只要有小瑕疵，就表示工作还没有完成。

（3）过度要求控制。

认为自己必须能够绝对控制自己的想法和行动，如同完全控制生活中每件事一样，否则是不道德的，或者将导致心理和行为的严重后果。如果可以完全控制，即意味着成功，也意味着自己是一个优秀的人。例如，“我必须随时留意内心的一切想法，如此才能控制我的思考”，“如果我能控制我的想法，我将会更完美”，“有这些强迫性思考，表示我失去控制”，“如果我尽力，一定可以完全控制思考”。

(4) 过度责任感。

认为自己必须保持警觉，以避免因为一点错误而可能（即使几率微乎其微）伤害到其他无辜的人。如果未能及时避免事情发生，那就认为自己一定是个不好的人。例如，“我应该为任何错误负起全责”，“如果我事先知道可能的危险，但没有加以预防，我必须为事件的后果感到自责”，“如果没有做些灾难预防措施，那就等于是我自己造成的”，“当我听到悲剧时，就不由自主地想那是我该负责的，而且无法停止自责”，“若没有预防伤害发生，就和直接导致伤害是一样的”。

(5) 无法容忍不确定性。

自己必须百分之百确定每一件事，而且百分之百确定每件事都是正确无误的。假如对于任何事（自己的未来、自己或家人的健康）有一点点不确定，那就无法忍受。常见的三类相关信念：精确是绝对必要的；无法预知改变，将无法应变处理；在不确定的情况下，就无法有足够的能力处理。例如，“如果我够努力，应可以把事情搞清楚”，“我必须确定问题的答案，才能够不去想它们；我无法忍受不确定的感觉”，“如果我不能绝对确定每件事，必定会在当中犯某些错”。

(6) 思考和行动混淆。

假如有一个不好的甚至想要伤害某人的可怕想法，那就认为自己好像实际上已经去做了。认为出现“想法”即等于发生该想法的“行为”，称为“思考即行为”；只是想到一个不好或可怕的念头，就会导致特定的可怕事件，则称为“魔术性思考”。例如，“有不好的想法，就等同我做了不好的事情”，“有这些不应该有的想法，表示其实我正想去做那些事”，“有暴力的想法表示我将会失去控制，并且变得暴力”，“假如我想到会发生某些不好的事情，就应该对这些一定会发生的事情负起责任”。

(7)“非黑即白”或“全有全无”的思考方式。

事情总是分成两种极端，不是有就是无，不是黑就是白。例如，“假如我不是完全的安全，那就是处在非常危险的状态”，“假如我不是把事情做得很完美，那就是做得很糟糕”，“假如我不能保护别人的安全，那么我会受到严重惩罚”，“假如我不能完全了解所读过的每一样东西，那就好像我根本不了解他们一样”。

（8）过度强调想法的重要性。

过度强调想法的重要性与决定性，而引起自己过度焦虑或担心。例如，“假如我有一个不好的想法，那就代表我这个人是不好的、危险的或发疯了”，“假如我出现‘我可能伤害别人’的想法，那就代表我是一个邪恶与无药可救的人”。

（9）不断怀疑。

怀疑自己可能或已做出一些违反道德、法律或伤害别人的事，即使这种怀疑毫无意义或不合乎事实。例如，“或许我会‘不够小心，因而导致某些不好的事情发生’”，“或许我会‘危害、弄伤、猥亵、欺骗某人’”，“或许我会‘偷窃，抄袭，做出某些不适当、不道德、不好的事情来’”。

（10）关于“如果……怎么办”的思考（水晶球效应）。

不断地担心未来可能有不好的事情发生，即使它没有意义或不合乎事实。例如，“在未来，如果……怎么办”的思维。如，在未来，如果“我得艾滋病”，怎么办？在未来，如果“我需要为伤害某人而负责任”，怎么办？

（11）迷信的想法。

深信某些仪式、颜色、图腾、数字等具有特殊意义，即使并不合乎事实。例如，通过执行个人的仪式（如清洗、拍打、重复、触摸等），就可以避免自己发生不好的事，且可以保护自己在乎的人；有“好数字”和“坏数字”之分，“坏数字”将会导致不好的事情发生，“好数字”将会导致好事发生，或杜绝不好的事情发生。

（12）灾难性预言。

将事情往最严重的方向思考，而且认为它一定会发生，即使没有意义或不合乎事实。例如，“假如我身上有一个开放性伤口，那我肯定会得艾滋病”，“假如我和母亲有争执，那就是指‘我必定是个暴力之徒’”。

（13）不寻常的因果推论。

认为物体会不可思议地出现反常现象。例如，没有任何人为介入，瓦斯炉会自动点火，电冰箱会自动打开，门锁会自动解开，细菌和病毒可以越过很长的距离（甚至横越城市间的街道），因此将会通过这样的方式传染给人。

（14）其他。

悲观的偏见（个性化归因）。例如，“假如某些不好的事即将发生，那非常有可能就刚好发生在我或某个我特别关心的人身上。发生事情的理由，就只因为是‘我’”。

无法容忍焦虑。例如，“我无法容忍焦虑状态，即使为时短暂，因此在那当下我必须去做任何可以让我觉得较舒服的事情”。

2. 艾里斯的 ABC 理论

合理情绪疗法又称为 ABC 理论，A（activating event）是诱发事件，B（belief）是个体在遇到诱发事件之后相应产生的信念，C（emotional and behavioral consequence）是指个体的情绪及行为结果。合理情绪疗法认为：人的情绪及行为结果（C）不是由某一诱发事件本身（A）所引起的，而是由经历了这一事件的人对此事件的解释和评价（B）所引起的。这就是为什么面对同一事件，不同的人会有不同的表现。例如，同是考试失败，有些人觉得无所谓，有些人却觉得整个天都塌下来了，不能承受。

艾里斯认为，人之所以会产生心理问题，是因为有太多的不合理信念。他将这些不合理的想法称为“非理性信念”（irrational belief）。非理性信念是一些含有“应该”、“必须”、“一定”的严谨要求，主要源于家庭教诲或社会规范的制约，并经由自我暗示，逐渐成为个人的信念系统。人常常受到这些错误、迷信、无意义的观念的影响，而导致情绪上的困扰与不适应行为。艾里斯曾列举十二项非理性的想法：

（1）每个人都必须得到所有对自己重要的人的喜爱和赞许。

（2）一个人必须在各方面都有能力、才华和成就时，才有价值，若存在一项缺陷，便没有任何价值了。

（3）对邪恶、道德败坏的人应给予严厉的指责与惩罚。

（4）任何事情都必须按自己的意愿去发展，否则便是很糟糕的。

（5）面对外在的压力与问题，我一定无法处理、克服。

（6）一个人应该担心并警惕随时可能发生的灾祸。

（7）逃避困难和责任远比面对困难与责任要容易得多。

（8）人应该找一个更强有力的人依赖。

（9）个人现在的行为模式深受过去事件与经验的影响，所以一定永远无法改变。

（10）人应该为别人的难题、困扰而紧张烦恼。

（11）每一个问题都应该有正确而完美的解决方法，找不到这种方法将是非常糟糕的事，令人无法容忍。

（12）情绪是由外界控制的，自己无能为力。

根据 ABC 理论，强迫症主要来自于非理性的信念，包括过多的“应该”、“必须”、“一定”（如我必须确定我的手洗干净了），因而导致不断重复的行为（如不断洗手），以合乎自己的信念系统（如事情必须在我的掌控之内）。

如果一个人不小心接触了艾滋病人的手（A），他就开始不停地、反复地洗手（C），因为他存在非理性的信念，认为自己的手上占了艾滋病病毒，必须要洗干净，否则就会得艾滋病（B）。C代表因为B的想法，因而整个人非常焦躁不安、害怕担心，甚至脾气暴躁，最后只好不停地洗手，以确定手洗干净了，这时才能维持自己行为与认知上的一致性，从而暂时缓解焦虑与不安。

汤华盛、黄政昌参考艾里斯的非理性想法之概念，提出“怕脏、怕犯错、怕危险”的强迫症患者经常出现的十一项非理性信念：

（1）我必须重复做每件事情，直到它完全正确无误为止。

（2）我应该重复问话，以确定听懂别人（医生）说过的每一句话。

（3）我心中绝对不可以出现任何一点不好的念头或欲望。

（4）当心中有不好的想法，就代表它一定会发生。

（5）我必须不断地洗手，才能确定手是干净的。

（6）我必须能确定生活中的每件事都在自己的掌握之中。

（7）我一定要去检查垃圾桶，才能确定我没有丢掉重要的东西。

（8）假如我触摸脏东西，一定会生病，甚至死掉。

（9）我必须不断去检查门窗，才能确定门窗是关紧的。

（10）我必须正确无误地清楚知道家中每件物品的摆放位置。

（11）我一定要洗澡两个小时以上，才能确保身体洗干净了。

不论是贝克所谈的“认知扭曲”或是艾里斯所讲的“非理性信念”，其治疗原理都是通过治疗者的引导、澄清、面质，协助当事人驳斥非理性的信念，重新建立合理的信念系统。

四、生物模式理论的看法

生物模式理论认为引起强迫症的原因并非来自外在，而是人自身内部神经系统发生紊乱而导致的。有很多可能的因素会引发强迫症，例如脑中神经传导物质血清素（又名5－羟色胺，英文名5－hydroxytryptamine，缩写为5－HT）失衡、大脑结构异常、基因遗传等。近代医学研究的证据显示，大脑结构异常、脑中神经传导物质失衡、基因遗传等因素才是强迫症的致病关键。

1．基因与家族遗传

Zohar等报告5－HT易感基因更可能传递给强迫症病人。强迫症的某些人格素质可能具有遗传倾向。强迫症患者与其一级亲属之间存在某些人格的相似之处。经由家族研究与双胞胎研究显示，强迫症与家族遗传有某种程度的相关。

患者近亲中同患病率高于一般居民。如患者父母中强迫症的患病率为5.2%~7%，比群体的发病率要高得多。患者的同胞、父母及子女属强迫性人格者也较多。儿童OCD具有遗传易感性，Lenane（1990）发现OCD患者的20%的一级亲属可以诊断为OCD。Black等通过对21名强迫症患者长达2年的追踪研究发现，他们的孩子比控制组的孩子有更大的危险患焦虑、抑郁、体像障碍和产生其他的社会问题。并且，这些孩子患终生焦虑、强迫症的概率也会更大。如果强迫症患者是女性，或者患者家庭功能差，或患者的症状比较严重都对之后孩子发展出强迫症有很大的预测性。

虽然早在60年前就已经有与强迫症相关的家族研究，但是至今对研究结论仍存在分歧。家族因素是形成强迫症的必要条件，但非充分条件。因为家族遗传不是只由基因决定，也与社会文化因素相关。环境因素对于疾病的表现（phenotypic development）有很大的影响力，尤其是这个环境是家族每个人都可以分享的。

家族研究是找出家族中得病的指针人物，将这些罹病亲属与对照组或一般民众的疾病盛行率作比较分析。1995年Pauls等人的家族研究，与强迫症患者的一等血亲直接会谈，并且依照美国精神医学学会《精神疾病诊断与统计手册》第3版修订版（DSM-Ⅲ-R）做诊断，比较100位强迫症患者的466位一等血亲与113位对照组的一等血亲，结果强迫症患者一等血亲罹患强迫症的盛行率是10.3%，而对照组是1.9%。

另外，双生子调查结果也支持强迫症与遗传有关。双胞胎疾病表现型的相似度是以两个个体均发病的几率来表示。其中比较同卵双胞胎与异卵双胞胎均发病的几率大小，以决定此疾病是否与基因相关。1986年Rasmussen与Tsuang的研究显示同卵双胞胎均发病的几率为63%。1981年Garey与Gottesman的研究则显示同卵双胞胎均发病的几率为87%，异卵双胞胎为47%。

2. 大脑中的神经回路错乱

强迫症的成因主要是器质病变，也就是脑部尾状核、眼前额叶的部位有病变，以致对很多信息的过滤过分仔细，导致信息塞车、无法通行。

人类大脑每天要进进出出很多信息，脑部会自动依照信息的重要性安排先后反应顺序。而脑部接收、过滤、选择信息，作出反应的部位，主要是基底核（basal ganglia）或尾状核（caudate nucleus）、丘脑（thalamus）、眼额叶（orbitofrontal cortex）等区域，意识层次常无法察觉到这些部位的运作。强迫症患者是此神经回路有异常，以致出现很多强迫症的行为。

基底核位于脑部深处，主要功能是调节感觉与思考，以及调整一个行为转换成另一个行为，即执行“自动”行为，“常规”行为与“预备”、“检查”行为等。尤其是尾状核犹如信息过滤器，负责信息的重整，并且让需要响应的信息放行，继续传递。丘脑接收尾状核传来的信息，并且将它们传到额叶，让额叶有所响应。额叶与眶回主要是负责计划、整合、控制与调和“正确”的行为。额叶过度活化会导致过度的、小心翼翼又固执的行为。

正常的大脑会过滤掉绝大部分信息，仅让少部分的信息通过这个闸门，所以人一般会注意重要信息而忽略其他琐事。就像关门这个动作，一般人关完门之后很少再注意关门这回事。但是对强迫症患者而言，这却是一件艰难的任务。

强迫症患者的尾状核接收过多害怕与危险的信息，且并未有效阻隔这些信息，以致让它们上传到丘脑。丘脑将接收到的信息再传给额叶，额叶忙于应付危险情境，对接收到的每个信息都过度反应，而向脑部负责行动的部分发出命令，影响外围器官，例如手足、心血管系统，使个体产生焦虑、害怕、怀疑、小心翼翼，以及检查与重复等保护行为。因为没有验证害怕的信息，所以患者感觉事情尚未完成，且焦躁不安，必须做很多重复行为以抵消这些焦虑的信息，例如，清洗、检查等。

以先进仪器正电子发射计算机扫描（PET scan）检查脑部，发现强迫症患者的基底核、尾状核、眼前额叶的葡萄糖代谢率比正常人高。葡萄糖代谢率代表脑部处理信息的活性。若患者接受药物或行为治疗，其基底核和眼前额叶的葡萄糖代谢率可以降低。

3. 神经信号传导不畅

2007 年，国际权威科学杂志《自然》发表了中科院上海生科院神经科学研究所客座研究员、美国杜克大学教授冯国平的研究成果，首度揭示了强迫、焦虑和压抑的生理机制，指出“皮质—纹状体—丘脑—皮质回路”出现信息传导不畅是强迫症的病理原因。冯国平的研究小组在做动物实验时发现，去除了 Sapap3 基因的小鼠，居然出现了类似人类强迫症的行为——小鼠反复抓自己的脸（小鼠通过抓摸来“洗脸”），直到毛皮破损，甚至流血，还无法停止，同时还会焦躁不安。研究人员介绍说，Sapap3 是 Sapap 家族蛋白质中，唯一在纹状体中“任职”的一位。它缺位时，一些信息传导会出现“一边倒”。比如，正常情况下，小鼠感觉脸脏了，抓几下就会感到干净了，但没有 Sapap3 时，“脸干净”的信息怎么也传不回大脑，于是小鼠就会不停地重复一个动作，无法停止。在清华大学出版社出版的著作《心灵杀毒 2.0——弗洛伊德的拼图》中也进一步验证了神经回路学说，指出强迫焦虑是心灵呼吸的哮喘症，并发明了以此原理开发的缓解强迫焦虑的自助方法。

4. 神经传导物质 5－HT 不平衡

神经传导物质是神经细胞彼此相互联络的化学物质。神经元之间相互联系的部位有着小间隙，成为突触，当上游神经元被激发后，产生一连串细胞膜电位的变化，使这个神经元负责传出信息的末梢——“轴突”释放出神经传导物质。神经传导物质在突触间以扩散的方式，到达下游神经元负责接收信息的末梢——“树突”，并在细胞膜上特定的受体上发生作用，引发下游神经膜电位的变化，而多余的神经传导物质不是被“再回收”，就是被分解成不具活性的物质。强迫症的发生可能是 5－HT 的过早“再回收”，以致干扰了神经元间正常的信息传递。

5－HT 维持人体许多正常功能，例如，进食、温度调节、睡眠、日夜节律、性活动、记忆力、疼痛、内分泌系统等。Zohar 以及 Insel（1987）假设强迫症的病因是突触后神经元 5－HT 受体的过度敏感。在众多 5－HT 受体当中，$5-HT_{1D}$是主导强迫症症状的受体。然而，这些也仅止于假说或者说只能是间接证据。选择 5－HT 回收抑制剂（Selective Serotonin Reuptake Inhibitors，SSRIs）对强迫症具有治疗效果，并不能证实 5－HT 系统的障碍就是导致强迫症的原因，正如可以用类固醇治疗风湿性关节炎，并不代表此疾病是缺乏类固醇所致。所以强迫症与 5－HT 的因果关系，至今仍无法厘清。

5. 免疫因素

自 1989 年 Swedo 等观察儿童强迫症与链球菌感染的关系后，研究者们进行了大量的研究。Giedid 等报道一个男孩感染 A 组 B 溶血性链球菌（GABHS）后，强迫症恶化，经过血浆置换治疗后，核磁共振成像术（MRI）显示基底核恢复正常。

Russellc 等三家英国研究机构对 50 名儿童青少年 OCD 患者应用酶联免疫复合试验（ELISA）进行研究，验证了中枢神经系统自身免疫在强迫症亚型中的重要作用。即与链球菌感染有关的小儿自身性免疫神经精神疾病（PANDASI）的一些亚型如强迫症和 Tourette 综合征可能是抗链球菌抗体与基底核发生交叉免疫反应造成的。

链球菌感染相关性儿童自身免疫性神经精神障碍（Pediatric Autoimmune Neuropsychiatric Disorders Associated with Streptococcal Infections，PANDAS）是跟链球菌感染相关的儿童自体神经性精神疾病。美国国家心理研究院的拉波特·史维多（Rapoport Swedo）医师，发现某些小孩在感染链球菌之后，容易引发对链球菌的免疫反应，以致突然出现强迫症。身体产生的抗体除了对抗链球菌之外，也攻击心脏与关节，以致发生风湿性心脏病与关节炎，也会攻击基底核，而出现强迫症、抽动症、舞蹈症等症状。

有关 PANDAS 的强迫症状如下：突然戏剧性地出现强迫症状；3 岁至青少年期容易出现；症状起伏不定，跟压力无关；有慢性重复链球菌或耳朵感染；链球菌或耳朵感染后，强迫症状恶化的现象重复地出现；在链球菌感染治愈后，症状突然缓解；合并情绪与行为的变化，例如，抑郁、焦躁、过动、睡眠障碍与分离焦虑；抽动与节律的动作；喉咙培养出链球菌（group A β-hemolytic streptococcus）或血中有高浓度的抗链球菌抗体。

假如小孩罹患 PANDAS，不必使用其他强迫症药物治疗。只要给予适当的抗生素治疗，就可以治愈强迫症。

6. 神经结构和功能上的异常

多项的 MRI 研究证实了成人 OCD 的神经病理学的功能和结构改变。多出现在眶前回—基底节—丘脑环路。这种改变在儿童青少年 OCD 中是否存在，临床研究还比较少。Philip 等对 37 名未服药的儿童 OCD 患者进行 MRI 研究并与 26 名健康志愿者进行对照，结果发现，儿童 OCD 患者在一些脑区含有更多的灰质，这些脑区包括：右侧和左侧豆状核以及眶前皮质。其中在左侧豆状核和右侧后眶前皮质含更多灰质的患者具有更严重的 OCD 临床症状。

James 等应用事件相关功能 MRI 对 10 名青少年男孩 OCD 患者进行研究，通过对三种不同的抑制控制任务的完成情况的观察发现，在不同的任务中，患者脑右眶前回、丘脑和基底节区、额叶、颞顶叶及小脑等区域呈现不同程度的激活减少。这些初步的发现支持了儿童青少年 OCD 存在额叶、纹状体、丘脑功能障碍的假说。

另外的一些功能性研究也表明，儿童青少年 OCD 患者的双侧前额叶、右侧丘脑和前扣带回血流量下降，这些区域的功能异常与 OCD 症状严重程度相关。

7. 生化与内分泌

生化研究提示 5 - HT 系统功能增强与强迫症发病有关，因此 5 - HT 再摄取抑制剂如氯丙咪嗪（氯米帕明）、氟西汀（百忧解）及氟伏沙明等，都对强迫症有较好的疗效。另外一些研究提示强迫症与抑郁症的发病存在连锁关系，如本症患者有 25% ~40% 对氟美松抑制实验（DST）不抑制，部分患者多导睡眠图显示快速动眼睡眠（REM）潜伏期缩短等。临床发现选择性 5 - HT 再摄取抑制剂能有效地治疗 OCD，特别是氟伏沙明、舍曲林等被广泛应用于儿童青少年 OCD 治疗，因此推论 OCD 存在 5－HT 功能紊乱。多巴胺等神经递质也可能参与 OCD 的发病过程。

五、其他致病因素

1. 心理社会因素

近年来的多项研究显示，家庭因素特别是家庭中父母的抚养方式、情感表达、认知风格等都从不同层面影响儿童青少年 OCD 的发生、发展及预后。

Steketee 等考察了知觉到的批评（Perceived Criticism，PC）对于强迫症和广场恐惧症患者在行为治疗中的焦虑与抑郁水平的影响。结果发现从患者对亲属的批评的知觉和对批评的不安程度能够有效地预测他们在治疗中的焦虑和抑郁水平，同时也可预测他们对暴露治疗的不舒适感程度。

Salkovski 认为儿童在家庭中发展出人际影响的信念，对于负性结果的责任感、家庭环境中存在高度的焦虑或者担心的成分，以及来自家庭、学校等方面严格的道德规范，这些家庭环境相关的因素会影响儿童个性的形成并增加儿童强迫症发生的危险。

另外，诸如由于工作、生活环境的变迁，责任加重，处境困难，担心意外，家庭不和或丧失亲人，受到突然的惊吓，遭受迫害等都可能诱发强迫症的发生。有些正常人偶尔也有强迫观念但不持续，但可在社会因素影响下被强化而持续存在，从而形成强迫症。上海市相关调查资料显示 35% 患者病前有精神因素。凡能造成长期思想紧张、焦虑不安的社会心理因素或带来沉重精神打击的意外事故均是强迫症的诱发因素。

2. 素质特别是病前人格在本病中起重要致病作用

病前人格在本疾病中起重要作用，约 2/3 的强迫症病人病前即有强迫性人格或精神衰弱。其主要表现为：力图保持对自身和环境的严密控制，他们注重细节，做任何事都力求准确、完善，但即使如此，患者也仍有“不完善”、“不安全”和“不确定”的感觉。他们或者表现为循规蹈矩、缺少决断、犹豫不决、依赖顺从，或者表现为固执倔强、墨守成规、宁折不弯及脾气急躁。

3. Rachman－Hodgson 假设

Rachman 和 Hodgson 在分析了一些研究文献的基础上，提出导致强迫症的原因可能包括了以下四个方面的共同作用：①遗传因素；②情绪失调；③社会性学习；④对于特殊经验的学习。他们假定，强迫症是一个连续变化发展的行为模式，由于上述几方面在不同情况下的相继作用，导致个体最终演变成强迫症。

诱发强迫症的因素很多，也许并非是单一因素而是多种因素共同导致强迫症的发生，现在还无关于强迫症致病因素的最终定论，因此强迫症的真正原因有待更多的研究来加以厘清。

第六节　强迫症患者的认识与体会

（1）我们本来只是一群要强的人，是我们自己硬要把强迫症的标签贴到自己心上，它使我们增添了许多本没有的症状，如果没有这个标签我们还不至于这么糟糕。

（2）所谓“强迫症”是先天的过敏素质和后天的内外环境共同作用的结果。先天的过敏素质主要是指神经类型和性格因素，后天的环境因素主要是指生活经历。

（3）在心理学界强迫症被称为“精神界的癌症”，各种神经症中，它的症状表现是最荒诞的，它的解决方案是最复杂的。

（4）恐惧、紧张之所以被固定下来恰恰是你一开始对这种合理的恐惧、紧张等的硬行自我“否定”。

（5）症状的本质就是真实的你自己！

（6）佛语的本意是根本就没有强迫，全是你自寻烦恼而已！

（7）强迫本质为“空”，自寻烦恼，的确是想出来的“病”。

（8）强迫症也不必悲观，绝大多数强迫症可以通过合理有效的调整彻愈，从理论上和实践上都可以得到证明。

（9）生活的确是最好的药，空虚、封闭永远没有希望。

（10）强迫症可以大体类比于一种精神功能的退化与衰弱，就好比退化萎缩的肌肉，没有实践的充分锻炼，只会越发肌肉萎缩。

（11）彻愈并不容易，短时间的痊愈假象会经常出现，因为没有真正找到感觉，没有真正体验到内心真正放松的感觉，所以尽快解决很有必要。

（12）国内可以真正帮助大家走出强迫症的权威专家并不多，所以选择起来一定要慎重。

（13）强迫症不是一朝一夕形成的，解决也不是一朝一夕的事情。正确的理论也需要时间，也需要自身长时间、痛苦、用心、努力地实践。

（14）彻愈是没有时间点的，你方法走对了，不知不觉就好了，你都记不住什么时候好的。

（15）彻愈与否不是量化的东西，这些念头正常人也会有，是合理的。

（16）彻愈的标准不是说不产生某些想法，而是像正常人一样，产生了也不紧张，很轻松，很快就会忘记了。

（17）彻愈的标准就是在任何环境、压力下，从容面对，轻松自然，可以应对正常的工作学习。

（18）不要有强烈的追求彻愈的意向。

（19）强迫症有两种痛苦，一个是强迫症本身的痛苦，另一个就是反强迫给我们带来的痛苦，也即想克服强迫症但是克服不了而带来的痛苦。第一种痛苦有其一定的先天必然性，第二种痛苦，完全是由于我们自己的认知能力不够，自我埋怨造成的。第二种痛苦很大程度上是我们自己贴上“强迫症”标签后的庸人自扰，回想贴签以前，我们意识到自己有什么需要克服的吗？初期我们只有第一种痛苦，贴签后我们有了第二种痛苦，初步认识后，第二种痛苦先消失，彻底认知后，第一种痛苦消失，这样就彻愈了。不同个案，不同阶段两种痛苦的程度和重点是不一样的，相对来讲，第二种痛苦更难受，但第二种痛苦更容易消失。消灭第二种痛苦，需要技巧和策略，不能硬上，不然就像作用力和反作用力一样，适得其反。

（20）强迫症根本就是一个封闭的、完美的逻辑环，哪怕你穷尽整个人类天才的头脑去继续分析一万年，也是无法分析透的。无论你进行怎样的天才分析，你其实仍在这个封闭的逻辑环中，你分析得越深入，你离目标越远！分析是没有前途的！透过症状看到本质的症候，也不可能真正解决问题！因为，这一切所为，仍是在强迫症里绕圈圈！

（21）只有你心里真正地放弃，你才能真正明白什么叫真正的“接纳”！

（22）强迫症也并非实体，而只不过是生活的不在！

（23）越是放弃生活，整天冥思苦想的人，他的强迫症就越严重！

（24）很严重、很执著的朋友需要别人为他设计一些强刺激的体验才能有一次轻松的感觉，有一次这样的感觉对他们来说很重要。

（25）自我是不可以战胜的。只能是不战而胜的。

（26）你越认定自己强迫，你就越强迫。你会把本来不是强迫的思考和行为都发展成为强迫。

（27）大家要求的东西许多是根本办不到的。

（28）强迫症从某种意义上讲，就是不好的思维习惯。

（29）哲人讲：整个历史全部的人类文化都是“神经症的”。

（30）所谓“强迫症”和“正常人”根本没有清晰的界限，是我们自己把自己划成一类人了。

（31）每一个人都有思考盲点，最大的不幸是你根本不可能突破自己思考的盲点。很多障碍事实上都是被自我思考的盲点所限制的。

（32）必须是在一个有能力、负责任的心理咨询师的引领下，疏导—实践—反馈—纠偏—认知—领悟，需要一个完整的过程，慢慢地走出来，有的朋友可能需要较长的时间，自己的努力和坚持是最主要的因素。

（33）我们一直把自己限制在传统的解决问题的思维中，其实如果跳出思维模式，在正确的方法引导下，义无反顾地走下去，是没有人走不出来的。

（34）神经症的症状非常复杂，而且各种神经症还可能有交叉，即便是同一种神经症，背景、起因、症状也不尽相同，所以说治疗的方法和手段也要量体裁衣，因人而异。

（35）神经症的症状随着思维的改变是会变化的，各种神经症之间是会相互影响的，有的神经症是相当复杂的，症状并不一定随时间的推移而消失，尽可能早地解决问题非常有必要。

（36）一个合适（压力不大不小）的工作、学习、生活环境对于恢复很重要，患神经症的朋友一定要自己去寻找、创造这么一个氛围。

（37）取得亲人、朋友的理解很重要，许多时候不理解比强迫更痛苦，要去积极地寻求别人的帮助。

（38）要有信心，做得到的一定是敢想到的。考虑一下最差的结果是什么，确定自己原来也可以接受它。其实许多事情都是这样。

（39）要强的你自己就是真实的你自己，你什么都不需要做，接受真正的本色的你自己。

（40）我们把注意力执著于强迫症上，就是给它提供养料和能量，当我们把注意力放在别的事情上的时候，我们会感觉不到自己的痛苦。

（41）当你到了能够真真正正发自内心接纳症状的时候，恭喜你，你悟透了，重获新生了。

（42）真正意义上的佛学的“接纳”不但不是“无须”的，更不是“过多”的，而恰恰是要大家彻底地放弃对于一切症状的任何的执著。什么时候你悟到并全然地放下了，你就走出了这个“虚妄的执著”。

（43）生活就是最好的“药”！唯有生活，唯有实践，才能真正走出庐山！

（44）如果你坚信自己根本就没有强迫问题了，那基本上就好得差不多了。

（45）事实不是感觉有道理——事实就是事实。

（46）掩耳盗铃只能是一种特殊的逃避，它的本质仍是不愿意接受真实的你自己。先坦然地面对，承认并接受目前的你的一切糟糕状况，在这个基础上再去逐步地通过现实生活的行动与实践去慢慢地改变你自己。特别是一些较严重的人更需要采取一些特殊的方式，力度要足够——力度不够则如杯水车薪。时间与量要足够——只有持续的量变才有可能带来质变。

（47）最好体力劳动远大于脑力劳动。

（48）须对症状不再拼命抗拒而是采取自然、无为、放弃的态度。

（49）最好去做自己感兴趣，有欲望做的事情，即如果能“为所愿为”，可能效果更好些！

（50）神经症爆发的原因本来就是由于患者过分内化了的道德和良心，自身的超我对本我过分地压抑造成的。神经症本身绝对可以称作是本我对超我“暴君”发动的革命战争，药物的作用相当于一场有利于超我“暴君”的天灾，把本我的“粮草”都淹没了或毁灭了，使得战争被迫暂时中止，超我继续维持脆弱的“政权”，自我获得暂时的，但又是紧张不安的，危机四伏的平静。

（51）强迫症：强迫自己什么都想要。反之，则没有强迫症了，随后你什么也都有了！就是一拐弯，但是许多人在盲点中，没有看到正确的方法。

（52）在正确的路上，最初会很痛苦，但是这是必经的阶段，不能逃避，过去了就好了。

（53）没有方法就是最好的方法，道理很简单，但是很多人还是不知不觉地在使用方法，这就走到误区去了！

（54）“强迫人”的想法仔细想其实都是合理的、真实的，是正常人也会有的想法，只不过我们对其过分关注了。但是想丢掉这些想法要使用巧妙的方法，不能强行排斥，不要给自己规定一种方法，控制也行，不控制也行，顺其自然也行，反之也行，接纳也行，不接纳也行。如果症状不严重就控制一下，如果太严重就不要强行地控制，治疗意愿淡化一下，如将 10 分意愿减到 3 分。

（55）你知道你现在想或者怕是很正常的，现在试图控制、不想不怕才是不正常的，这个问题的解决想快反而慢，不着急反而好得更快，要做好长期的准备，你就会不知不觉地好起来。我们“强迫人”的许多要求都是不可能实现的，“水至清则无鱼”，接纳不完美是永远的真理。

(56)强迫症就是强迫自己什么都想得到，所以才会很痛苦，要想一个巧妙的方法把自己的注意力转移到生活中的事情去，慢慢调整自己的思维模式，这需要时间，期间一定会伴随痛苦，但一定要往前走，不能畏缩不前，绝大多数人都能够走出来的，大概需要1~2年时间！

(57)强迫症归根结底就是一场“吸引力战役”，战役的双方就是生活和强迫症，生活吸引了你的注意力，你就赢了。没有方法就是最好的方法，无为而为，生活是最好的药。

(58)强迫症不是一个需要我们解决的问题，如果你想去解决它，就进入误区了。试图去解决它，一定是给强迫症添能量，让它更加困扰你。

(59)大家要去生活，方法和技巧是潜移默化的，不是去和强迫症正面较量的，强迫症只能不战而胜，绝不可能战而胜之。

(60)如果能控制这种想法，尽量去控制，如果实在是控制不了，就任由它去，想累了自然会停下来，又想去想，又想控制是最痛苦的，反而会给强迫症添加能量。

(61)去做体育运动，做对抗性强的体育运动，或者其他的能吸引自己注意力的事情，很难受的时候也可以睡觉。

第二章

强迫症的诊断

案例 1

我"强迫症"了吗?

我现在心里很乱。我怀疑自己有强迫症！我有些害怕。马上就要面临高考，但对于"强迫症"和"严格按计划进行"我一直无法分清楚。

书上说"强迫症"和家庭教育有很大的关系，我觉得说得对极了。父母对我一直都管得比较严，使我一向循规蹈矩，遇到事情都很紧张。我是艺术生，文化课不是很好，但我一直都很努力。从高一开始我就给自己制订了学习计划，有一段时间我的成绩进步很明显，我觉得那段时间是我最开心的日子。但后来也不知是什么原因，成绩却一次次地下降了。还有一个月我就要去南宁学画画了，3 个月后回来就参加文化考试。因为时间越来越少了，我每天都拼命地要求自己严格按照制订的计划去学习，只想尽快把成绩提高起来。但越是这样想，心里就越紧张，反倒更没一点儿效果。我不知道我这样是不是强迫症，是不是该按照自己的计划继续进行下去?

案例 2

"我觉得自己最近很忙，但不知道在忙些什么，工作效率很低!"34 岁的陈燕（化名）对心理咨询师说，感觉很焦虑。陈燕是沪上一家知名保险公司的区域主管，因为做事一丝不苟，赢得了下属的敬佩和尊重。但她最近却悄悄来到一家心理咨询事务所。

陈燕告诉心理咨询师，她总是担心助手的报表做得不好，虽然放手让他做，但最后自己总忍不住再检查一遍，而且检查一遍后还是不放心，会反复检查、核对好几遍。"这样折腾来折腾去，常常别人早就下班了，我却还在工作。"更让她担心的是，自己明明知道这种习惯非常不好，但却无法控制自己的行为——如果不这样“折腾”，会“憋得慌，很难受”，只有这样反复“折腾”，才会觉得“舒服了，好过了”。

而且，现在还出现了其他令她非常痛苦的症状：每天上班停好车，回到办公室，总是担心车门没锁好，有时一天竟会去车库五六次查看自己的车门；她会反复锁自己的抽屉，生怕抽屉没有锁好；从家里出来之后，她总担心家门没关好，会跑回家去检查……“我是不是得了强迫症啊？”陈燕焦虑而茫然地询问心理咨询师。

以上两个案例的情况，在我们自己身上，多多少少出现过，我们是否也曾困扰不堪，欲罢不能，怀疑自己得了强迫症了呢？既然强迫症是当代社会进步带来的一种“时尚病”，那么受强迫症困扰的人士应该不在少数，怎样才能知道自己的症状是否属于强迫症呢？

首先我们分析以上两个案例，从专业的心理学角度来看，这两个案例并不是都可以诊断为强迫症。案例 1 中该学生的问题只是在高考压力下产生的一种心里紧张和疲劳感。在高考这个特殊时期，很多学生都会采取特殊方式来应对，该学生为自己制订学习计划并严格要求自己按计划执行，这是他采取的提高学习成绩应对高考的方式，至于效率不高，可能是因为学习方法不当，或过度紧张、焦虑所致，在此我们不讨论。我们关心的是他的这种“要不要继续按计划执行”的内心冲突，这种冲突是会随着高考的结束而自然结束的，而强迫症患者的意志和行为都无法自己控制，或说想控制但根本控制不了。因此，案例 1 不能诊断为强迫症。案例 2 的陈燕出现了反复检查、核对报表，反复检查车门是否关好，反复锁自己的抽屉，反复检查家里的门是否锁好……不做这些就心里不安，用她自己的话说是“不折腾”就“憋得慌，很难受”，这些症状都是强迫症的典型症状，自己明知这样没有必要，想要制止，却总是控制不了，要去反复做，这种冲突对自己造成了痛苦。由此可见，案例 2 强迫症的诊断成立。

那么，怎么知道自己是否患了强迫症？强迫症如何诊断呢？下面介绍强迫症诊断的相关知识。

第一节　强迫症的诊断标准

在现代社会，强迫症不断得到泛化，人们对这个概念似乎已经非常熟悉，动不动就说自己得了强迫症，或者怀疑别人是强迫症患者，因此了解一定的强迫症的诊断知识在生活中变得相当有必要。

一、WHO的《国际疾病分类（第10版）》（ICD－10）的标准

这是目前最权威也是在国际上应用最广泛的诊断系统。该标准首先界定强迫症的基本特征是反复出现强迫思维和强迫动作，为简单起见，提到症状时用强迫（obsessional）代替强迫—强制（obsessive－compulsive）。强迫思维是以刻板形式反复进入患者头脑中的观念、表象或冲动，它们几乎总是令人痛苦的（因为内容为暴力、猥亵方面的，或仅仅因为患者认为其内容毫无意义）。所以患者往往试图抵制，但不成功。然而，虽然这些思维并非自愿产生且令人反感，但是患者认为它是属于自己的。强迫动作或仪式是一再出现的刻板行为。从根本上讲，这些行为既不能给人以愉快，也无助于完成有意义的任务。患者常将其视为能防范某些客观上不大可能发生的事件的行为，且他们认为事件对自己有害或者正是自己制造了危害事件。这种行为通常（但并非总是如此）被患者认为是无意义的或无效的，且反复企图加以抵抗，在病程漫长的病例中，抵制可能十分微弱。其往往存在植物性焦虑症状，不过，不伴随明显植物神经兴奋的内在紧张或心理紧张的痛苦感也很常见。强迫症状，特别是强迫思维，与抑郁有密切关系。有强迫障碍的人常存在抑郁症状，患复发性抑郁障碍的人在抑郁症发作时也可有强迫思维。无论在哪种情况下，抑郁症状的加重或减轻一般会伴有强迫症状严重程度的平行变化。

强迫障碍在两性中的发生率相同，患者的人格常带有突出的强迫反应性特征。发病多在童年或成年早期，病多变。若不存在明显的抑郁症状，转成慢性的可能性更大。

【诊断要点】

要作出肯定诊断，必须在连续两周的大多数日子里存在强迫思维或强迫动作，或两者并存。这些症状引起痛苦和妨碍正常活动。强迫症状应具备以下特点：

（1）必须被看做是患者自己的思维或冲动，也就是说，强迫症源于患者自己的内心，而不是由外界环境刺激引起，并且症状并不会因为环境刺激的改变而改变。如本节的案例1，该学生虽然陷入“是否要继续按计划实行”的思想冲突之中，但是这种思想冲突不是他自己的思维或冲动，而是在面临高考这样一种环境刺激下产生的，会随着高考结束而结束，所以它不是强迫症状。

（2）必须至少有一种思想或动作仍在被患者徒劳地加以抵制，即使患者不再对其他症状加以抵制。

（3）实施动作的想法本身应该是令人不愉快的（单纯为缓解紧张或焦虑不视为这种意义上的愉快），因为患者在出现实施动作的想法时，心里就明白将要实施的动作是毫无意义的，是完全没有必要的，所以这些想法本身就让患者不愉快，拼命加以抵制，而结果却是徒劳而已。

（4）想法、表象或冲动必须是令人不快地一再出现。

二、《中国精神障碍分类与诊断标准（第3版）》（CCMD-3）的标准

该标准对强迫症的描述是：一种以强迫症状为主的神经症，其特点是有意识的自我强迫和反强迫并存，二者强烈冲突使病人感到焦虑和痛苦；病人体验到观念或冲动是来源于自我，但违反自己意愿，虽极力抵抗却无法控制；病人也意识到强迫症状的异常性，但无法摆脱。病程迁延者可凭借仪式动作而使精神痛苦减轻，但此时社会功能严重受损。

【症状标准】

（1）符合神经症的诊断标准，并以强迫症状为主，至少有下列1项：

①以强迫思维为主，包括强迫观念、回忆、疑虑或表象，强迫性对立观念，穷思竭虑，害怕丧失自控能力等。

②以强迫行为（动作）为主，包括反复洗涤、核对、检查、数数或询问等。

③上述的混合形式。

（2）病人称强迫症起源于自己内心，不是被别人或外界强加于自己的。

（3）强迫症状反复出现，病人认为没有意义，并感到不快，甚至痛苦，因此试图抵抗，但不能奏效。

【严重标准】社会功能受损。

【病程标准】符合症状标准至少已3个月。

三、《美国精神障碍诊断与统计手册（第4版）》（DSM-IV）的标准

（1）具有强迫观念或强迫行为。强迫观念的定义如下：①反复出现持久

的思想、冲动、意象，并且在病程中的某些时候表现为一种闯入的和不适当的体验，并引起显著的焦虑或苦恼；②思想、冲动、意象不只是对现实生活问题的过度忧虑；③病人企图不理会或抑制这些思想、冲动、意象，或以其他思想或行动来中和它们；④病人认识到这些思想、冲动、意象是自己的头脑的产物（不是像思维插入那样是被外界强加的）。强迫行为的定义如下：①病人感到作为对强迫观念的反应或按照必须严格遵守的规则而被迫做出的重复行为（例如，洗手、摆放物品、核对）或精神运作（例如，祈祷、计数、重复默读）；②这些行为或精神运作的目的在于预防，或减少苦恼或预防出现某种可怕的事件或情境。但是这些行为或精神运作与打算中或预计会发生的事件或情境缺乏现实的联系，显得十分荒谬。

（2）在病程中的某些时候，病人认识到这些强迫观念或强迫行为是过分的和不合情理的（注：此点不适用于儿童）。

（3）这些强迫观念或强迫行为引起了病人明显的苦恼，花费病人许多时间（每天花 1 小时以上），或者显著地干扰了病人的日常生活、职业（学业）功能、社交活动和人际关系。

（4）强迫观念或强迫行为的内容某些情况下不限于该障碍所有的（例如，进食障碍时专注于食物；拔毛症发作时专注于拔毛发；躯体变形障碍时关注自己的外貌；物质使用障碍时沉溺于成瘾药物；疑病症时关注患严重疾病；性欲倒错时专注于性欲或性幻想；重性抑郁障碍时反复的内疚）。

（5）障碍不是由于物质（例如，成瘾药物、处方药物）或躯体情况的直接生理效应所致。

四、一般经验的诊断要点

根据日常生活经验，人们对强迫症的判别大致是遵循以下要点进行的：

（1）至少有以下四项强迫症状之一：强迫观念、强迫情绪、强迫意向、强迫行为（动作）。

（2）强迫症状是出自内心而非外力所致，即自我强迫。

（3）明知强迫症状不合情理或毫无意义却仍反复出现。

（4）对强迫症状力图抗拒和排斥而又无法控制，无力摆脱。

（5）强迫症状的出现会导致严重的内心冲突并伴随着强烈的焦虑和痛苦情绪。

（6）患者的工作、学习效率明显下降，对日常生活也产生不良影响。

（7）病前性格特征及病程可助诊断，病程可长可短，研究病例的病程至少3个月。

（8）排除精神分裂症、抑郁症及脑器质性疾病伴发的强迫症状。

第二节 强迫症的鉴别诊断

时下，“强迫症”已经成为都市中家喻户晓的名词，对自己和他人乱贴“强迫症”标签也就在所难免。某人工作精益求精，某人对孩子求全责备，某学生对学习一丝不苟等，一不小心就可能被怀疑或被确定为患上了强迫症。然而，有强迫症状并非一定是强迫症，可能只是有强迫倾向或者当事人属强迫性人格。这就需要懂得鉴别才不会贴错标签。

首先，强迫症要与强迫倾向区别开来。对于上文介绍的强迫症状，我们发现，自己似乎也有过类似经历：比如，我们在看完一场电影之后，会不由自主地在脑海里反复回忆某个印象深刻的片段，这种回忆甚至延续好几天；又如，有时候我们出门之后，突然对于自己刚刚出门时锁了门还是没锁门没有印象了，于是一定要回去看看，否则心里总是不安等。再问问周围的人，才发现不仅仅我们自己，周围大部分人都或多或少经历过类似情况。难道我们都患上“强迫症”了吗？答案当然是否定的，因为有强迫症状不一定就是患上了强迫症。强迫症是一种精神科疾病，而强迫症状则在普通人身上也会存在，强迫症患者和带有强迫症状的正常人的区别就在于强迫症状的严重程度，及症状出现的频度、强度和持续的时间，以及由此引起的心理冲突的严重程度。如果强迫现象只是轻微的或暂时性的，当事人不觉得痛苦，也不影响正常生活和工作，就不算病态，也不需要治疗。而如果强迫行为每天出现数次，且干扰了正常工作和生活，就可能是患了强迫症，需要治疗了。

其次，强迫症要与完美主义性格区别开来。我们听到很多因为事事追求完美而导致患上强迫症的例子，这使得很多人认为追求完美与强迫症有必然的关系，甚至认为二者事实上是一回事。我们只能说完美主义倾向的人相对来说更容易演化成为强迫症患者，但是完美主义并不等于强迫症。二者的概念是不同的，完美主义是一种个性特征，而强迫症是一种内心冲突，因此不能把二者直接画等号。完美主义者不一定就是强迫症患者，完美主义也不是必然会导致强迫症。

心理学者韦志中认为：完美主义者往往有着超越一般人认知的价值体系，

他们不允许、不接受自己犯一些与这种超高价值体系相冲突的错误。因此，受这种意识的控制，他们就会做出不同常人的“超高行为”，比如特别勤奋、特别爱干净、特别在意某些评价等；完美主义不是病，不接受自己才是病，当某人想完美，但又不认可这种想法，内心多股力量互相矛盾、互相冲突，产生极大痛苦感时，才会发展成强迫症；正常人偶尔也会出现一些强迫症状，例如走路时爱数电线杆，在某些方面有洁癖等。对于大多数人来说，强迫现象只是轻微或暂时性的，不算病态，也不需要治疗。所以，有完美主义倾向的人，无须担心自己必将难逃强迫症的命运，应愉快地接纳自己这一个性特征，并且好好利用它，可能会比没有这种个性特征的人取得更多更大的成就。

另外，强迫症要与强迫性人格障碍区别开来。强迫型人格障碍患者通常过于追求井然有序和完美，不容许杂乱无章，这似乎是养成的一种习惯。他们把大量时间花在组织事情的过程上，在他们看来这才是最重要的。例如，他们花几周甚至几个月的时间制订家庭旅行计划，考虑所有细节和可能发生的事情，力求计划的完美，然而却无法从旅行本身获得快乐。强迫型人格障碍并不限于不断洗手这种单一的奇怪行为，而是更全面泛化，影响到生活的许多方面。此外，真正可以确诊为强迫症的并不算太多，但强迫型人格障碍却相当常见，并且男性远远多于女性，男女比例约为 2∶1。根据以下 WHO 的国际疾病分类第 10 版（ICD－10）关于强迫性人格障碍的诊断标准，可以将强迫症与强迫性人格障碍更好地区分。

【诊断标准】

强迫性人格障碍具体表现为：

（1）符合人格障碍的诊断标准。

（2）以过分的谨小慎微、严格要求、完美主义以及内心的不安全感为特征，并至少有下列 3 项：①因个人内心深处的不安全感导致优柔寡断、怀疑及过分谨慎；②在很早以前就对所有的活动订好计划并不厌其烦；③凡事都要反复核对，因对细节的过分注意，以致忽视全局；④经常被讨厌的思想或冲动所困扰，但尚未达到强迫症的程度；⑤过分谨慎多虑、过分专注于工作成效而不顾个人消遣及人际关系；⑥刻板和固执，要求别人按其规矩办事；⑦因循守旧、缺乏表达温情的能力。

在判断是否患上强迫症的时候，还要特别注意将其与其他“××症”相鉴别。作为一种精神科疾病，强迫症有时候与其他精神疾病一同出现，或相继出现，它可能引发其他疾病，也可能成为其他疾病的继发症，因此在诊断的时候要非常清楚地将强迫症与其他易混淆的精神疾病加以鉴别。

一、与妄想症相鉴别

妄想症（Delusional Disorder），又称妄想性障碍，是一种精神病学诊断，其特征是“抱有一个或多个非怪诞性的妄想，同时不存在任何其他精神病症状”。妄想症患者没有精神分裂症病史，也没有明显的幻视产生。但视具体种类的不同，可能出现触觉性和嗅觉性幻觉。尽管存在这些幻觉，妄想性障碍者不会由此引发奇异怪诞的行为且通常官能健全。“妄想症”这个概念，曾使用“偏执狂”一词来表达。现代精神病学中，此词的用法发生了极小的变化，但已极少被用来指代“妄想症”。

妄想症与强迫症难以区分之处在于强迫性思维，强迫性思维患者的脑海里不断闯入刻板的观念、表象和冲动，令其感到非常困扰并屡次努力试图摆脱。然而其中部分患者仍然愿意接受这些强迫性思维，并将其认作是自己思想的一部分，由此而使得强迫性思维可能带有妄想性质。据统计，有20%的强迫症患者相信自己的强迫性思维内容是真实的，而5%的强迫症患者甚至坚信自己的强迫性思维内容确确实实存在。那么如何鉴别强迫症与妄想症呢？它们最主要的区别就在于强迫症一般伴有强迫行为，因为强迫性思维往往导致强迫动作或行为。

二、与抑郁症相鉴别

抑郁症也是一种精神科疾病，它的基本症状表现为：情绪低落（高兴不起来），兴趣减退，自我评价下降（自卑），精力减退（乏力），思维迟缓（思考问题迟钝），记忆力下降，自责自罪（感到连累家人、朋友等），躯体不适又无法被其他各科诊断，失眠或者睡眠过度，有消极念头（活得没意思，想死）。

在临床中，抑郁症与强迫症经常同时出现，二者的区分相对较为困难。一般的区分方法有以下几种：第一，按症状出现的先后顺序及频率来区分。当强迫症状与抑郁症状并存的时候，在临床诊断中有两种处理方式，一是对于急性发病，一般以最先出现的症状作为优先诊断的症状，但是当强迫症与抑郁症症状没有先后主次之分时，一般来说我们把抑郁症视为原发症；二是对于慢性发病，则把独立出现的且出现最为频繁的症状视为优先诊断的症状。第二，按思维内容的不同来区分。抑郁症患者思维内容是悲观的，想法是消极的，总是回忆以前的过失或错误，常常自责，感觉无能，对自己和生活失望甚至产生绝望感；强迫症患者的思维却大不相同，他们多关心未来尚没发生的事，总是害怕即将发生什么不幸的事，如某产生强迫意向的患者总是害怕自己会把孩子从窗户扔出去，过桥的时候总害怕自己会从桥上跳下去；再如某产生强迫仪式的患者在没有执行仪式的情况下总担心会有不幸的事情发生。第三，从患者对疾病的态度来区分。抑郁症患者在出现抑郁情绪等症状时，他们一般不会主动努力地去压制这些症状，而且在治疗中，抑郁症患者常常会觉得治疗是无效的，他们对治疗进展缺乏正性评价，治疗的积极性不太高，态度较为悲观；强迫症患者在强迫症状要出现时总是主动并努力地试图进行压制、抵抗，形成自我强迫与反强迫同时进行的状态，反强迫常常不能奏效，这种冲突使患者感到非常痛苦，迫切希望得到治疗，也很积极地配合治疗。

以下是一例抑郁症案例，用以更好地解释如何鉴别抑郁症与强迫症：

案例 1

王某，中年女性，其本人主动前来咨询。自述近3个月来心情不好，情绪很低落，开心不起来。对生活提不起兴趣，不想看电视，也很少看报。以前很喜欢听音乐，但现在也没兴趣了。怕与人交往，基本上很少和亲朋好友走动。人也变得懒多了，家务也懒得做，感到身体乏力，周身不舒服，还常常很想哭。每晚睡觉前总是要反复关开灯，因为一定要在关灯的那一刻脑子里浮现一家和乐的画面，否则就觉得不吉利，觉得会有事情发生，所以一定要重新开灯，重新关灯。经常失眠，后半夜会突然醒来，醒来以后就胡思乱想，没有主题，常常是等天亮。有时还会感到做人没有意思，常常想活着有何意义。曾经有过想死的念头，但是又没有勇气，所以没有去做。而每当走到窗户旁边的时候就会有一种想跳下去的冲动，心里感到非常害怕。

本案例是抑郁症与强迫症的杂糅，从案例我们看到，情绪低落、缺乏兴趣、悲伤痛苦、觉得活着没意义、自杀念头等都是典型的抑郁症症状，而睡前开关灯仪式和想从窗户上跳下去的冲动则分别是强迫行为、强迫意向，是典型的强迫症的表现。对于这样的案例该如何诊断呢？根据上面我们介绍的关于强迫症与抑郁症的鉴别诊断方法，我们发现王某是急性发病，没有出现症状慢慢演化、越发严重的现象，两种疾病的症状虽然并存，但是抑郁症症状最先出现，遵循“当强迫症与抑郁症症状没有先后主次之分时，一般来说我们把抑郁症视为原发症”的原则，对该患者诊断为抑郁症是恰当的。

三、与广泛性焦虑障碍相鉴别

广泛性焦虑障碍（Generalized Anxiety Disorder，GAD），简称广泛焦虑症，是以持续的、显著的紧张不安，伴有自主神经功能兴奋和以过分警觉为特征的一种慢性焦虑障碍，以经常或持续的、全面的、无明确对象或固定内容的紧张不安及过度焦虑感为特征。这种焦虑与周围任何特定的情境没有关系，而一般是由过度的担忧引起的。典型的表现常常是对现实生活中的某些问题过分担心或烦恼，如担心自己或亲戚患病或发生意外，异常担心经济状况，过分担心工作或社会能力。这种紧张不安、担心或烦恼与现实很不相称，使患者感到难以忍受，但又无法摆脱；常伴有自主神经功能亢进、运动性紧张和过分警惕。一般来说，GAD 患者的焦虑症状是多变的，可出现一系列生理和心理症状，因此患者常具有特征性的外貌，如面肌扭曲、眉头紧锁、姿势紧张，坐立不安甚至颤抖，皮肤苍白，手心、脚心以及腋窝汗水淋漓。值得注意的是，患者虽容易哭泣，但为广泛焦虑状态的反映，并非提示抑郁症。广泛性焦虑很常见，在 1 年时间内可影响 3% ~5% 的人群，其中女性两倍于男性，此障碍通常开始于儿童或青少年期，但也可以在任何年龄开始。

广泛性焦虑障碍和强迫症在“过分忧虑”这一点上有很多相似之处从而容易被混淆。鉴别广泛性忧虑障碍与强迫症主要把握两个要点：第一，两类患者忧虑的内容不相同。广泛性焦虑障碍患者所担心的具体事情一般在生活中存在，而且内容广泛，没有目标和针对性，如担心自己会被公司解雇，担心老婆会有外遇，担心现在上小学的孩子将来能不能考上大学，担心孩子考上大学了自己是否有能力支付大学费用等，从而整天唉声叹气的，总之想到什么担心什么，可以用“庸人自扰”来形容；而强迫症患者其强迫思维的内容一般是虚构的，是患者主观臆造的，在现实生活中往往并不存在事实根据，比如患者在每天出门以后都要很紧张地看从自己身边驶过去的第一辆车的车牌号尾数是奇数还是偶数，若不是自己想要看到的，则认为不吉利，非常担忧接下来会发生什么不幸的事，而这种忧虑明显完全是患者自己虚构出来的。为了更好地区分这两种忧虑，再举一个例子：两个妈妈都担心自己的孩子会生病，患焦虑症的妈妈害怕的是孩子患病的后果，如影响学习、体质变弱等，而患强迫症的妈妈害怕的则是疾病的病菌，认为生活中处处都有易感病菌，一旦沾上了就会生病，而且导致孩子生病的病毒可能会大批滋生。第二，两类患者对待忧虑的态度不一样。广泛性焦虑症患者一般认为自己的忧虑和担心是合理的，是有必要的，从而在忧虑中越陷越深、无法自拔；强迫症患者却深知自己的忧虑是不合理的、无效的、没任何意义的，于是一旦出现强迫症状就努力抵制、想要摆脱，可常常都是徒劳而已，因此，强迫症患者就置身于这种强迫与反强迫的矛盾冲突之中无法自拔。

四、与孤独症相鉴别

孤独症是一个医学名词，又称自闭症，被归类为一种由于神经系统失调导致的发育障碍。其临床症状为：在乳儿期就极为孤独，不愿与人接触，患者成长过程中少言寡语，言语交往能力差，固执任性，墨守成规，反对做任何改变；对玩具等某些物体，过分依恋，不能分离；情绪不稳，对刺激反应过度或不足。即孤独症是一种广泛性发展障碍，以严重的、广泛的社会影响和沟通技能的损害，以及刻板的行为、单一的兴趣和活动为特征的精神疾病。

比较孤独症与强迫症的症状，我们发现二者存在共同之处，即刻板重复的动作和意识行为，这使得在诊断孤独症和强迫症的时候需要分外小心。孤独症患者常常表现出严重的交往障碍，并且大多数存在语言功能障碍和智力发育障碍，这些可以作为鉴别两种精神疾病的依据之一。另外，可以考查患者是否存在自我强迫与反强迫的内心冲突，若存在，这也可以作为强迫症的诊断依据。

孤独症（自闭症）还有一种特殊形式——高功能自闭症，这种自闭症患者没有语言障碍，学习能力与他人相当，智商高于其他自闭症患者，接近甚至超过常人，他们仅存在交际上的困难，行为刻板重复，坚持同一性，但是这些往往被人们误以为是“性格内向”，“高傲、不爱理人”、“与众不同”。鉴别高功能孤独症和强迫症，则要从发育史、病程、社交能力、内心体验等多方面收集资料来检查和鉴别。

以下是一例孤独症案例，用以更好地与强迫症相鉴别：

案例 2

某高一学生，在上课时无法集中注意力，与老师谈话时眼神游移不定，对老师的提问缺乏反应或根本不反应。偶尔讲话时，语调没有抑扬顿挫，缺乏感情色彩。目光会长时间地盯在书本上，但对书中的内容一无所知。记笔记就是抄书，而且抄的并非是当堂内容，每一学期的每门课程均不及格。路遇老师，从不与老师做任何语言和眼神的交流。不经常住在宿舍，从不主动与同学谈话，回答问题只回答是与否，说完话就低下头，不互借东西，不分享零食。别人偶然碰她一下，她就说“吓死了”，没有好朋友。喜欢小孩玩的钥匙扣、小卡子、小项链之类的小饰品，无人注意时做鬼脸。

本案例患者虽然存在刻板行为，但是没有强迫症的其他症状，并且其有严重的社会交往障碍、兴趣范围狭窄、精神发育滞后，并伴有轻度智力缺陷，可初步诊断为孤独症。

五、与恐惧症相鉴别

恐惧症（Phobia，Phobic Neurosis）是以恐惧症状为主要临床相的一种神经症。患者对某些特定的对象产生强烈和不必要的恐惧，并伴有回避行为。恐惧的对象可能是单一的或多种的，如动物、广场、闭室、登高或社交活动等。患者明知其反应不合理却难以控制，且这种反应反复出现。青年期与老年期发病者居多，女性更多见。国外报道一般人口中的患病率为77‰，中国各地调查患病率的平均值为2‰左右。

除了强迫行为之外，特定的恐惧症与强迫症的表现很相似。比如说强迫症和恐惧症患者都可能害怕出入医院、商场等场所，都怕老鼠、猫等特定对象等。尽管这些外在表现很相似，但是他们内在的恐怖心理发展过程是不一样的。以害怕老鼠为例，恐惧症患者会因为极力回避见到老鼠或远离老鼠出没的地点而使自己的恐怖心理减弱或暂时消除；但是强迫症患者却会在远离老鼠之后仍然感觉被老鼠病毒所感染，即使自己只是从一个老鼠曾经出没过的垃圾桶旁边经过而已，患者的那种“老鼠病菌”的强迫思维持续存在或反复出现，致使患者不停地洗澡、洗手、洗衣服。也就是说强迫症患者通常会伴随与强迫思维相对应的强迫动作，而这些在恐惧症患者身上不会出现，这是鉴别二者的另外一个方式。

六、与抽动秽语综合征及其他抽搐障碍相鉴别

抽动秽语综合征（Tourette Syndrome，TS），是一种以多发性不自主的抽动，语言或行为障碍为特征的综合征。本症通常在3至15岁间发病，男性较女性多，比例为3.5：1。临床表现主要有：短暂、快速、突然、程度不同的

不随意运动，开始为频繁的眨眼、挤眉、吸鼻、撅嘴、张口、伸舌、点头等，随着病情进展，抽动逐渐多样化，轮替出现如耸肩、扭颈、摇头、踢腿、甩手或四肢抽动等，常在情绪紧张或焦虑时症状更明显，入睡后症状消失。发声抽动常有多种，如爆发性反复发声，清嗓子和呼噜声，个别音节、字句不清，重音不当或不断口出秽语等，性格多急躁、任性和易怒。常伴有上课注意力不集中或成绩下降。严重时动作及发音影响学习和课堂秩序，抽动症症状呈现波动性、进行性、慢性等特征。

强迫症并发抽动障碍的可能性很高，所以区分这两种精神疾病也很重要。但是单纯要区分抽动障碍和强迫症的动作比较难，这时候就要分析动作与思维之间的关系，强迫动作与强迫思维有种功能性的关系，强迫动作是为了压制强迫思维带给患者的痛苦烦恼而发生的，是患者的一种自我心理安慰的方式，而抽动障碍的动作完全是自发的，与思维、意向无关。对于一个患者来说，他身上同时出现这两种障碍是可能的事，而且并不少见，所以将强迫症的动作和抽动障碍的动作区别开来对于进行有针对性的治疗是非常重要的。

七、与疑病症相区别

疑病症（Hypochondriasis）又称疑病性神经症（Hypochondriacal Neurosis），指对自身感觉或征象作出患有不切实际的病态解释，致使整个身心被由此产生的疑虑、烦恼和恐惧所占据的一种神经症。疑病症患者担心或相信自己患有一种或多种严重躯体疾病，且这种先占观念持久存在，患者诉躯体症状，反复就医，虽然经反复的医学检查和医生解释没有相应疾病也不能打消患者的顾虑，常伴有焦虑或抑郁。

疑病症患者对健康的过分关注也常常是强迫症患者强迫思维的内容，因此这两种疾病容易被混淆。要鉴别这两种疾病，最主要的是分析疑病症的内容，疑病症患者一般怀疑自己身体的某个部位生了病，该病是明确的“某某病”，且通常是重病，而强迫症患者则是担心自己无论身在何处都容易被病菌感染。另外，强迫症患者通常是害怕将来要得病、随时可能被感染得病，而疑病症患者则是关注已有的问题，怀疑自己已经得了某种病。

八、与颞叶癫痫症相鉴别

颞叶癫痫症患者有时候会出现强迫观念和行为，呈发作性，但是鉴别它们并不难，用脑电图、脑电地形图等仪器可以检查是否患有颞叶癫痫症。

九、与身体变形障碍相鉴别

身体变形症（Body Dysmorphic Disorder），是指患者长期沉溺于对自己体型的不满，但是常见的身体变形症患者所抱怨的不满通常只是有关面部或头部轻微乃至是想象的缺陷，例如头发稀疏、面疱、皱纹、疤痕、面色、肿胀、面部不对称等问题。身体其他方面如鼻子、眼睛、眼睑、口、齿、唇、四肢、乳房、生殖器、臀部等也可能被患者视为存在严重的缺陷。

身体变形症容易导致强迫症，它们二者的鉴别与疑病症与强迫症的鉴别方法相类似，主要考察患者焦虑的内容是什么，以及关注的是将来要发生的还是现在已存在的问题。

第三节　强迫症易感人群

强迫症虽然已经成为一种“时尚病”，在现实生活中具有强迫倾向的人到处可见，但是并不是每个人都有同样的几率患上强迫症，强迫症有它自己所“青睐”的对象。那么什么人容易成为强迫症攻击的对象呢？了解强迫症易感人群是哪些，对提前做好必要的预防工作就非常重要了。以下从不同的角度入手，分析哪些人容易患强迫症。

一、人格与强迫症

1．人格的定义

人格是个体在行为上的内部倾向，它表现为个体适应环境时在能力、情绪、需要、动机、兴趣、态度、价值观、气质、性格和体质等方面的整合，是具有动力一致性和连续性的自我，是个体在社会化过程中形成的给人以特色的心身组织。（黄希庭，2002）

人格是一个人所具有的与他人相区别的独特而稳定的思维方式和行为风格，是指一个整体的精神面貌，是具有一定倾向性的和比较稳定的心理特征的总和。

2．人格理论

人格的形成受到很多因素的影响，因而发展出不同的分析理论，包括精神分析论、社会认知论、人本主义及生物学派等。

（1）精神分析论。

精神分析学家弗洛伊德指出人格动力可分成三个层次，即意识、前意识及潜意识。他把动力的三个层次比作一座冰山，其中意识只是露出水面的冰山的一小部分而已，潜意识确是隐藏在水面之下的冰山的主体，前意识界于潜意识和意识之间，它管理着潜意识向意识的转化。根据动力三层次学说，弗洛伊德提出了人格结构理论，即人格包括本我、自我和超我三种心理结构。其中本我是由先天的生物本能和欲望组成的，以追求无意识的、冲动性的、非理性的自我满足为目标而进行活动。本我遵循的是快乐原则，即要求无拘无束，自由表达寻求快乐的各种欲望。但是本我只能够决定一个期望行为的意愿，这个意愿能否实现还要靠外部行为系统——自我。自我是思考、计划、解决问题和决策的系统，是由人格的意识部分控制并发生作用的。本我按照快乐原则行事，而自我则按照现实原则行事。因此，当本我的要求不符合实际或不合时宜的时候，自我会对这种冲动进行控制，将行动拖延和改善，直到认为它适宜时再行动。超我对于自我的思想和行动起着判断和监察的作用。超我的一部分称为良心，反映着一个人的道德标准。当你的行为有违这种标准的时候，你的良心就会受到内疚感的惩罚。超我的另一部分称为自我理想，反映着一个人在幼年时受到父母赞扬或奖赏的那些行为。自我理想是一个人的目标和抱负的源泉，当你达到这种标准时，你会为自已感到自豪。超我以一种“内化的道德标准”的形式控制着人的行为。一个缺乏控制力的超我可能使一个人被称为不良少年。一个过度严格的超我则可能使人产生压抑感或难以承受的内疚感。

（2）社会认知论。

社会认知论（Social Cognitive Theory）的提出者是心理学家班杜拉（Albert Bandura）。他指出人的行为不但受自己个人控制，亦受到环境和外在社会因素的影响，即“相互决定论”。他提出个人的自我效能（Self - efficacy）的高低会影响其克服障碍及适应生活的能力，而根据社会学习理论（Social Learning Theory），个人的观察学习和模仿能力亦对性格形成和发展有所影响。

（3）人本主义观点。

以马斯洛（Abraham Maslow）为首的人本主义（Humanistic）认为个人先天就有的需求层次分为五种：生理需要、安全需要、爱与归属感的需要、尊重需要和自我实现需要。而满足这些需要的行为就是通过学习得来的。人格受先天基因、后天学习、遗传等各种因素的互相影响。

(4) 生物学观点。

生物学派（Biological）认为人格的特质会透过遗传影响子女，亦关乎脑的生理构造，并非只受个人经验影响。心理学家艾森克（Hans Eysenck）认为人格可分为三大维度，即外向与内向（Extraversion - introversion）、神经过敏症倾向（Neuro - ricism）和精神症状倾向（Psychoticism）。

3. 九型人格

九型人格（Enneagram），又名性格型态学、九种性格，是婴儿时期人身上的九种气质，包括活跃程度、规律性、主动性、适应性、感兴趣的范围、反应的强度、心景的素质、分心程度、专注力范围/持久性。九型人格近年来备受美国斯坦福等国际著名大学 MBA 学员的推崇，并成为现今最热门的课程之一，近十几年来风行欧美学术界及工商界。全球 500 强企业的管理阶层均尝试研习九型性格，并以此来培训员工，恰到好处地安置和调配员工，建立高匹配团队，提高团队执行力。

第一型：完美型（Reformer/Perfectionist）——完美主义者。

欲望特质：追求不断进步。

思想困境：我若不完美，就没有人会爱我。

主要特征：原则性、不易妥协、黑白分明、常说“应该”及“不应该”、高要求性且对自己和别人都要求甚高、追求完美、不断反省自己、不断改进、感情世界薄弱；希望把每件事都做得尽善尽美、尽如人意，希望自己或是这个世界都更进步、更完美；时时刻刻反省自己是否犯错，也会纠正别人的错，苛求别人改变。

主要特质：忍耐、有毅力、坚强、守承诺、守法、贯彻始终、有领袖般的影响力、喜欢控制、光明磊落。

生活风格：爱劝勉教导，严于律己亦严于律人，极少表达愤怒，爱家顾家，相信自己每天有干不完的事。

人际关系：正因为完美主义者事事追求完美，很少讲出称赞自己和别人的话，更多的只有批评和自我批评；又因为完美主义者对自己的标准超高，所以给自己很大压力，很难放松自己去参加朋友同事的聚会，即使参加也很难尽情地玩、开心地笑，综合这些，完美主义者的人际关系不会太融洽，大家对他多是敬而远之。

强迫指数：★★★★★

第二型：全爱型、助人型（Helper/Giver）——给予者。

欲望特质：追求服侍。

思想困境：我若不帮助人，就没有人会爱我。

主要特征：尊重人、在乎别人而常忽略自己、渴望得到别人的爱或良好的人际关系、甘愿迁就和讨好他人、很在意别人的感情和需要、十分热心、愿意付出爱给别人、要觉得别人需要自己、看到别人因接受他们的爱而得到满足才会觉得自己活得有价值。

主要特质：随和、热情、温和、友善、不直接表达需要、婉转含蓄、好好先生/小姐、乐善好施、慷慨大方。

生活风格：忙于助人，逃避被帮助，爱报告事实，否认问题存在。

人际关系：助人型的人，很喜欢帮人，而且主动、慷慨、大方，可想而知，人际关系不会太差。虽然助人型的人对别人的需要很敏锐，但很多时候容易忽略自己的需要。对他们来说，关心和满足别人的需要比关心和满足自己的需要更重要，所以他们很少向别人提出请求，生怕给别人造成麻烦。也就是说，助人型的人他们的自我并不强，很多时候都需要依靠帮助别人来肯定自己。

基本恐惧：不被爱，不被需要。

基本欲望：感受爱的存在。

强迫指数：★★

第三型：成就型（Achiever/Motivator）——实干者。

欲望特质：追求成果。

思想困境：我若没有成就，就没有人会爱我。

主要特征：好胜心异常强烈，喜欢权威，好与别人比较，注重形象，工作狂，以成就衡量自己的价值高低，重事业远远多于重感情，惧怕表达内心的感受，善于故作坚强，希望能够得到大家的肯定；是个野心家，不断地追求进步和超群，希望与众不同，渴望受到别人的注目、追捧，喜欢成为众人的焦点。

主要特质：自信、坚强、积极进取 、精力充沛、风趣幽默、处世圆滑、注重美丽形象。

生活风格：爱谈论自己的成就，逃避失败，目标明确，照着长远目标生活。

人际关系：成就型的人精力充沛，好胜心异常强烈，喜欢权威，好与别人比较，有很强的争胜欲望，倾向于认为自己是最重要的，所以有一点点的自恋、自我膨胀。所以一般来说人际关系会有点紧张，这种紧张往往还是自己这方面造成的。这一类型的人害怕亲密关系，不是说他们会没有朋友，而是说当关系变深的时候，他们可能会因怕真面目被看见而避开、逃掉。成就型的人喜欢接受挑战，会把自己的价值与成就连成一线，会全心全意去追求一个目标，因为他们相信“天下没有不可能的事”。动力十足的成就型的人，最适合的职业之一就是做领导者带领其他人。

基本恐惧：没有成就，一事无成。

基本欲望：感觉有价值，被接受。

强迫指数：★★★★

第四型：艺术型，自我型（Artist/Individualist）——悲情浪漫者。

欲望特质：追求独特。

思想困境：我若不是独特的，就没有人会爱我。

主要特征：情绪化，追求浪漫，惧怕被人拒绝，觉得别人不明白自己，占有欲强烈，我行我素的生活风格；爱发牢骚，爱宣泄情绪、易忧郁、妒忌，生活追寻感觉好；很珍惜自己的情感，所以想好好地滋养它们，并且用最美、最特殊的方式来表达，自我型的人们其实都有点“艺术家脾气”，他们想创造出独一无二、与众不同的形象和作品，所以不停地自我反省，自我察觉，以及自我探索。

主要特质：情绪易受影响，倾向于追求不寻常、艺术性且富有意义的事物，多幻想且想法离奇，认为死亡、苦难、悲剧才是价值和真实的生命，对美感异常敏锐，可见于独特的衣着以及对环境布置的品味，这些也都凸显出他们的独特性和创造力。艺术型的人过分情绪化和多愁善感，容易沮丧或消沉，常常觉得生命是一个悲剧，对人若即若离，害怕亲密的关系，因为亲密的关系可能令对方发现自己不完美而离自己而去。

生活风格：爱讲不开心的事，爱唠叨抱怨，易忧郁、妒忌，生活追寻感觉好。

人际关系：自我型的人有“艺术家的脾气”，正是由于艺术家的性格多愁善感及想象力较为丰富，他们常会沉醉于自己想象的世界里，他们表现得比较抽离，因为跟身边人比较后觉得自己不同，其他人不会明白自己，又觉得其他人都拥有很多自己没有的东西，所以在现实的社交圈子里很难得到满足。此外，由于艺术型的人是由感情主导的，有些工作他们不喜欢就可能不会做，有些人他们看不惯就不愿交往。综上可知，艺术型的人的人际关系存在问题，需要交往对方给予他们很多的宽容和理解。

基本恐惧：没有独特的自我感受或存在意义。

基本欲望：寻找自我，在内在经验中找到自我认同。

强迫指数：★★

第五型：智慧型，思想型（Thinker/Observer）——观察者。

欲望特质：追求知识。

思想困境：我若没有知识，就没有人会爱我。

主要特征：冷眼看世界，抽离情感，喜欢思考分析，常常观察身边的事，却很少参与，想法很多，但缺乏行动；对物质生活要求不高，喜欢精神生活，不善表达内心感受，感情投入也很少；好辩，很执著，却缺乏接受“辩输”的度量；希望获取更多的知识来了解环境、面对周遭的事物；他们想找出事情的脉络与原理作为行动的准则。有了知识，他们才会有安全感，也才敢行动。

主要特质：温文儒雅、有学问、沉默内向、冷漠疏离、冷静沉稳、条理分明、表达含蓄、拙于辞令、欠缺活力。

生活风格：爱观察、爱分析、爱思考、善批评，把自己抽离，每天有学不完的知识。

人际关系：理智型的人是很冷静沉稳的人，总想跟身边的人和事保持一段距离，总想成为局外人来客观冷静地分析问题，也不会让情绪占据思维。很多时候，理智型的人都会先做旁观者，观察且研究过后他们才可能投入参与。另外，他们也需要充分的私人空间和高度的隐私，否则就会觉得很焦虑，因此与人的交往很难达到亲密的程度，人际关系不好不坏。

基本恐惧：无能，无知。

基本欲望：能干，知识丰富。

强迫指数：★★★

第六型：忠诚型（Team Player/Loyalist）——怀疑论者。

欲望特质：追求忠心。

思想困境：我若不顺从，就没有人会爱我。

主要特征：做事小心谨慎，不轻易相信别人，对很多事情皆忧虑，很多事都向坏处打算，所以做人很谨慎，正因为特别谨慎，他们害怕做错决定，每当面对抉择的时候，就显得很犹疑。喜欢群体生活，团体意识很强，需要亲密感，需要被喜爱、被接纳并得到安全的保障。为别人做事尽心尽力，相信权威、跟随权威的引导行事，不喜欢受人注视，安于现状，不喜转换新环境。然而，另一方面他们又容易反权威，性格充满矛盾。

主要特质：忠诚、务实、守规、警觉、谨慎、犹豫、奉献者、纪律维持者。

生活风格：害怕争辩，喜欢和平讨论，惧怕权威，传统，追求安全感，害怕成就，害怕出众，逃避问题。

人际关系：忠诚型的人会是很好的员工，因为他们很忠心尽责。安全感对他们都很重要，因为当遇到新的人和事的时候，他们都会感到恐惧不安。基于这种恐惧不安，他们凡事都会作最坏打算，换句话说，他们为人都比较悲观，也较易逃避了事。

基本恐惧：得不到支援及指引，单凭一己的能力不能兼顾全部。

基本欲望：得到支援及安全感。

强迫指数：★★★

第七型：活跃型，开朗型（Enthusiast）——享乐主义者。

欲望特质：追求快乐。

思想困境：我若不带来欢乐，就没有人会爱我。

主要特征：乐观、追求新鲜感、好玩、享乐主义的活跃型，做事欠缺耐性，因为他们都很怕闷，追逐潮流，不喜承受压力，怕负面情绪；追求愉快的生活，想创新，爱自娱娱人，渴望过比较享受的生活，希望把人间的不美好化为乌有；他们喜欢投入体验快乐及情绪高涨的世界，所以他们总是不断地寻找快乐，体验快乐。

主要特质：快乐单纯，不停活动，浮躁洒脱，怕严肃认真的事情，多才多艺，对玩乐的事非常熟悉亦愿意花精力去钻研，不惜任何代价追求快乐，很少考虑结果，对人对事的方式随意随和。

生活风格：喜欢诉说自己的生活体验，喜欢制造开心，人生有太多开心的事情等着他。

人际关系：活跃型的人乐观、好动、精力充沛、迷人、贪新鲜、多变……他们的生活哲学就是“玩得开心”，他们很需要生活的新鲜感和多变化，所以很不喜欢被束缚、被控制。

基本恐惧：被剥削，被困于痛苦中。

基本欲望：追求快乐、满足、得偿所愿。

强迫指数：★

第八型：领袖型，能力型（Leader）——保护者。

欲望特质：追求权力。

思想困境：我若没有权力，就没有人会爱我。

主要特征：追求权力，讲求实力，不靠他人，通常身兼领袖身份，可以有权力全权安排，也可指挥他人；有正义感和魄力，喜欢做大事；一碰到问题便马上采取行动去解决，可谓绝对的行动派；追求独立自主，依照自己的能力做事，一切靠自己；敢于冒险和承担责任，要建设前不惜先破坏，立志带领大家走向公平、正义。

主要特质：具攻击性、自我中心、轻视懦弱、尊重强人、为受压迫者挺身而出、冲动、有什么不满意当场发作、主观。

生活风格：爱命令，说话大声，有威严，有侵略性，爱挑战，叛逆，有报复心理，爱辩论，靠意志来掌管生活。

人际关系：很多领袖都有豪爽、自信、爱冒险、敢担责任、不拘小节、自视甚高、坚韧、果断、关心正义和公平的特质。他们清楚自己的目标，并朝着目标努力前进。由于不愿被人控制，且自己具有一定的支配力，所以他们很有潜质做领导者带领大家。又由于他们都较好胜，有时候会对人有点攻击性，让人感到有压力。

基本恐惧：被认为软弱、被人伤害、控制、侵犯。

基本欲望：自己决定生命的方向，捍卫本身的利益，做强者。

强迫指数：★★

第九型：和平型，和谐型（Peacemaker）——调停者。

欲望特质：追求和平。

思想困境：我若不和善，就没有人会爱我。

主要特征：需要花长时间作决定，难于拒绝他人，不懂宣泄愤怒；显得十分温和，不喜欢与人起冲突，与世无争，渴望人人能和平共处，避开所有的冲突与紧张，希望事物能维持美好的现状；不爱出风头，不自夸，个性淡泊，是不显眼的一个；忽视会让自己不愉快的事物，并尽可能让自己保持平稳、平静，从不试图突出自己，会比较怕羞、怕事，也很容易有躲懒的意欲。

主要特质：温和友善，忍耐，随和，怕羞，怕事，懒惰，怕竞争，无法集中注意力，有时像梦游，非常依赖别人的提醒，不到最后一分钟不会完工，注意力集中在细节、次要的事，对大多数事物没有多大的兴趣，不喜欢被人支配，但是绝不直接表达不满，只是阳奉阴违。

生活风格：爱调和，做事缓慢，易懒惰、抑压，生活追寻舒服。

人际关系：和平型的人们在很多情况下都是和平使者，他们善解人意，随和，懂得安慰人，他们很容易了解和理解别人。相对地说，他们的主见会比较少，不是太清楚自己想要什么，因此会显得优柔寡断，宁愿配合其他人的安排，做一个很好的支持者，所以他们是比较被动的。

基本恐惧：转变与压力，失去平衡。

基本欲望：维系内在的平静及安稳。

强迫指数：★★★

4. 人格与强迫症的关系

强迫症是一种病因未明的心理疾病，虽然病因未明，但强迫症的形成一般都有一定的性格基础，这些性格特征比较复杂，但这些性格特征并不一定是强迫症患者才特有的，很多正常人也或多或少有这种个性。所以，强迫症不一定是由特殊人格导致的，那么强迫症与人格之间究竟是什么样的关系呢？什么性格的人更受强迫症的青睐呢？

强迫症与一定的人格特征有密切关系，强迫人格的特征可概括为："不完善感"、"不安全感"、"不确立感"。三不之中只要一个很突出，就很容易转化成强迫症。

临床观察发现，强迫症患者人群的性格相比正常人群有着它的特殊性，具体表现为患强迫症的人大都具有主观、任性、急躁、好胜、自制能力差以及强而不均衡的性格特征；还有部分患者具有精神薄弱的性格。他们一般从很小的时候开始就表现得胆小怕事、怕犯错误，长大以后对自己的能力缺乏信心，遇事十分谨慎，反复思考，犹豫不决，事后不断怀疑并多次检查，总希望达到尽善尽美。在众人面前他们表现得十分拘谨，容易发窘，对自己过分克制，要求严格，生活习惯较为呆板，墨守成规，兴趣和爱好不多，对现实生活中的具体事物注意不够，但对可能发生的事情特别关注，甚至早早就为之担忧，工作认真负责，但主动性往往不足，且工作效率通常较低。

由以上分析我们自然可以知道，拥有以下几种性格的人要当心强迫症的不期而至。

(1) 完美主义性格者。

上文有提到，具有强迫倾向的人，其性格一般都存在过于追求完美的理想主义倾向。他们对自己提出不切实际的高要求、高标准，以此要求自己做每件事都要尽善尽美，于是他们做事认真、仔细、刻板，有些人做完之后还反复怀疑和检查，若是情况严重，这种反复怀疑和检查的行为就很可能演化成强迫症的症状。完美主义性格者长期精神紧张，力求完美，却又常常因无法达到"完美"状态而使自己生活在自我挫败之中。由于对"不完美"的恐惧，他们通常会拼命工作，这样，成功也可能随之成为一种强迫性的需要。

完美主义性格特征，本身来说是一种宝贵的性格，可以说是一种天才型性格，拥有它的人具有超高的价值体系，从而有超高的行为模式，他们的道德感、责任感、完美欲很强，他们通常更加勤奋、更加努力，更有拼劲也更有毅力，这些都能够帮助他们更加容易走向成功。但是，完美主义性格的人若是不接受自己的完美倾向，甚至排斥，内心就会产生多股力量之间的相互矛盾、相互冲突，产生极大的痛苦感，这个时候完美主义很可能就会发展成强迫症。另外，要求完美的他们总对自己不满意，习惯性地反省自己，甚至苛刻地检查自己的言行，放大缺点，他们可能会通过重复某一行为或观点，修正自己的“不足”。久而久之形成习惯，越来越爱钻牛角尖，越钻就越深，最终让自己陷入不反复做就焦虑，而越做就越焦虑的恶性循环之中，这种发展趋势也是通向强迫症的道路。所以，完美主义倾向的人群，一定要妥善处理自己的完美主义个性，谨防演化为强迫症。

(2) 偏执性人格者。

偏执性人格又称妄想型人格，以偏执和猜疑为主要特征，始于成年早期，男性多于女性。这样的人对挫折和遭遇过分敏感，难以容忍轻微的过错和失误；过于自负和以自我为中心，一意孤行，固执己见，对自己的能力估计过高，惯于把失败和责任归咎于他人，在工作和学习上往往言过其实，同时又很自卑。

偏执性人格的人不允许丝毫的杂乱和污秽，他们讲究整洁和秩序，一切都要仔细检查，反复核实，按自己的意见安排事情和摆放东西。本来这些特点都无可厚非，但是由于行为表现得过度较真、拘谨和执拗，缺少灵活变通性，因此他们很少有自由悠闲的心境，反而常常处于抱怨、愤怒、嫉妒、紧张和焦虑的状态之中。严格要求和固执呆板等特征都很容易转化成强迫症。

(3) 自卑内向者。

强迫症的核心表现就是自我强迫与反强迫。自卑的人往往形成内向的性格，因为自卑常常导致社交缺乏，习惯自己一个人独处以免暴露自己认为自卑的地方，从而逐渐形成内向性格；而内向性格的人擅长自省，无论遇到什么挫折或失败都倾向于把原因归于自己，而一旦成功，自卑内向的人就把原因归于运气或侥幸等外部原因。正是这种归因习惯导致内向自卑的人时常不忘把矛头指向自己，拼命发现自己的弱点和缺陷，然后深入作自我分析，把小弱点和小缺陷不断放大，放大到自己都觉得可怕为止，然后就拼命掩饰这个缺点，掩饰的办法要么就是压抑自己，要么就是自我反抗与斗争。无论做什么事情，都会想到自己的弱点所在，生怕自己的弱点暴露出来，于是时刻提醒自己必须怎样做、一定不能做什么，一旦做了自己认为一定不能做的事情就万分担忧和恐惧，于是努力压制自己，但是往往不成功，这样就导致了强迫症的出现。

(4) 顺应性格者。

这里主要借鉴伟大心理学家皮亚杰的“顺应”这个概念，顺应是指当环境与自己已有的认知结构不一致的时候，个体主动改变自己的认知结构来顺应环境的变化。相应的，顺应性格的人常常缺乏主见，通过改变自己已有的观念、习惯、行为等来适应外界环境的改变。社会环境是千变万化的，特别是现代社会日新月异，事物更新之快前所未有。环境发生变化，这对人们之前建立的思维和行为模式都会产生冲击，而由于顺应性格的人缺少自我意识和主见，他们不断强迫自己改变思维方式，改变行为模式，但是面对日新月异的变化，他们疲于应付，恐慌焦虑，心理冲突增多，于是变得谨小慎微、多疑敏感，反复回忆刚刚发生的事情，反复检查已做过的事情……这样就很容易患上强迫症。

(5) 能动性较弱者。

能动性是指对外界或内部的刺激或影响作出积极的、有选择的反应或回答。人的能动性与无机物、有机生命体、高等动物的能动性有别，称为主观能动性。其特点是通过思维与实践的结合，主动地、自觉地、有目的地、有计划地反作用于外部世界。能动性较差的人无法及时接受新的集体意识，当新事物冲击他的大脑时，他不能快速地作出正确反应，这种调和能力的欠缺导致人的大脑出现一时的混乱，中枢系统不能有效地发出指令产生唯一的行为结果，使得其主动行为不明朗，只是被动地发出一些行为，比如应付行为。而这些应付行为与个体的主观意识并不完全匹配，个体就会体验到一种紧张焦虑的心情，因此应付的行为就可能发展为强迫行为。

二、职业与强迫症

强迫症通常是在个体长期经受大的压力，长期处于紧张焦虑状态的时候最容易发病。那么社会上各行各业的人，他们的工作压力也是各不相同的，有些职业的人成天绷着一根弦地投入工作，还要加班加点；而有些职业则轻松愉快，时间灵活。另外，社会上一直流行着一个词，叫做“职业病”。“职业病”的本义是指企业、事业单位和个体经济组织（以下统称用人单位）的劳动者在职业活动中，因接触粉尘、放射性物质和其他有毒、有害物质等因素而引起的疾病。而社会上流行的“职业病”是从这个概念引申而来的，可以概括为一个人从事一种职业的时间长了，该职业的特性，或者长期对该职业要求的执行，影响到一个人的行为习惯。生活中因职业病闹出一些让人哭笑不得的笑话，很多人都碰到过，甚至自己还上演过，这些职业病再进一步就很可能演化成强迫症。

由于工作压力大和某些职业特点容易导致强迫症，因此，我们对以下几种职业不能掉以轻心了。

1. 经常与数字打交道的会计、财务人员等容易得强迫症

据统计，临床上会计得强迫症的是最多的。《中国会计报》记者 2009 年采用论坛、QQ 群、电话等方式对 100 位具有 3 年以上会计工作经验的会计人员进行了一次调查，结果发现，90% 以上的被访者认为会计工作极大地改变了他们原来的性格，更有 60% 以上的被访者怀疑自己患有“强迫症”。

会计、财务人员每天面对的是精确的数字，容不得半点马虎，这就需要反复校对、核查来保证它的精确无误，而反复多次校对复核也成为衡量一个做财会工作的职员踏实、负责的一个指标。长此以往形成习惯，有些人因为处理不好这种工作要求与心理之间的平衡关系，这种习惯愈演愈烈，最终出现不反复检查就不舒服，明明已经检查很多遍确保万无一失了，可还是不放心的情况，长期处于紧张焦虑的状态。而且工作上形成的这些习惯还可能泛化到其他方面，影响正常的生活和人际交往。以下就是一个例子：

案 例

岳先生在一家公司任会计，做事认真仔细，深得领导赏识。去年底，经人介绍，他和柳小姐开始恋爱。起初，女友见小岳做事细心，一天洗手十多次，抹家具能照见人影，还在朋友面前夸赞他。可有几次家里来客，小岳担心沙发被坐脏了，客人一走马上反复打扫，让女友心生芥蒂。

上个月两人跟团到青岛旅游，每到一处新景点，小岳就会难以自控地反复数大厦楼层或沙滩上的人数，几次都险些错过安排好的时间。这让女友实在难以接受，决定分手。

相类似的其他职业如贵重物品的仓库保管员、药房的配药员、电脑操作人员等也如财会一样，工作本身严格要求从业者必须认真执行操作程序，经常仔细检查、核对以保证准确无误，所以平时在工作中精神压力均较大，患强迫症的可能性也就更大。

2. 医生、护士等医护人员易患强迫症

由于目前医患关系日益紧张，医生的压力越来越大，而且越是大医院的医生，压力就越大。医生不仅要给病人看病，还要耐心地给家属讲解病人病

情、治疗方案、方案理由等。另外，医生还需要负责科研项目，这样一来，身体长期处于透支状态。加上医生的工作本身就具有责任重、要求高、精神需要长期处于高度集中状态的职业特点，特别是做手术的医生，一丁点马虎都可能给病人带来生命危险，于是精神高度紧张是经常的事，心理压力也特别大。长期下来，若精神压力得不到适当缓解，出现强迫症也就不足为奇了。2008 年成都市第三人民医院在全市首开先河，邀请四川大学华西心理卫生中心的马渝根教授为两百多名医务人员集体减压。据透露，有一位医生常常半夜突然惊醒，然后跑到病房询问病人有没有异常情况，每次做完手术后他都担心出现意外，非要亲自到医院查看后才能入睡。很明显，该医生的心理健康已经处于边缘状态。

3. 教师职业易患强迫症

一方面，教师的压力很大，特别是中小学和高级中学，教学任务繁重，课时多，升学压力很大，有些还要完成科研任务，工作长期超负荷造成很多教师产生了心理问题。另一方面，教师这个行业对教师本人的一言一行都要求很高，正所谓“学高为师，身正为范”。教师的工作虽然不如会计精细，但是教师需要时刻注意规范自己的言行，注意自己的形象，检查自己的工作，因为教师时刻都是学生们学习的榜样。教师还需要细心对待学生的学习、生活，提高学生学习成绩和升学率，帮助学生建立良好的学习生活习惯，纠正坏的行为和习惯，当学生不服从时，教师就会想尽办法让学生服从。久而久之，教师就会患上职业强迫症，当别人不同意自己的观点时，总是会用尽各种方法使之与本人的思想一样，当别人不按着自己的意愿做事时，心里就很不痛快，甚至会有点烦躁。

三、年龄、性别与强迫症

洛伦茨首次发现小鸡、小鹅有“印刻现象”，从而提出“关键期”这个概念。关键期即个体发展过程中环境影响能起最大作用的时期。关键期中，在适宜的环境影响下，行为习得特别容易，发展特别迅速。但这时如果缺乏适宜的环境影响，也可引起病态反应，甚至阻碍日后的正常发展。强迫症发病是否存在“关键期”呢？若存在，这个关键期是在哪个年龄段呢？

调查显示，强迫症通常于青壮年期发病，青年的患病率为老人的两倍。研究发现 20 世纪晚期出生的人们比之前出生的人们易患此病，这种现象也见于其他精神疾病，比如抑郁症，这可能与应激或生活事件等社会心理因素有关。另外，还有一些回顾性研究提出，80%的成人强迫症发病年龄在18岁以前，只是目前尚没有前瞻性研究及高危险因子研究证实这个结论。据周娟等人2000年的研究结果显示，从强迫症首次发病年龄来看，男性首发年龄为22.35±10.61岁，女性首发年龄为23.0±9.65岁，两组并无显著性差异。这说明，男女性别强迫症发病率高的年龄都是青年期。

在年龄方面姑且认为青年期，包括青少年至青壮年期，是强迫症高发期，那么在性别方面强迫症是否也存在差异呢？大规模的跨国流行病学调查研究报道，除慕尼黑（男性患病率为2.5%）外，其余地区女性均高于男性，男女患病率之比为1.0：（1.2~1.8），在新西兰，女性患病率最高，达3.4%。分析这种差异存在的原因为：一方面，女性较男性生活更艰难，应激性事件更多，经常处于负性情绪体验之中，又缺乏有效的应付对策；另一方面则在于女性个性认真、追求完美者较多。

四、家庭背景与强迫症

临床研究发现，强迫症患者一般小时候都有着较差的家庭环境和不良的父母教养方式。这造成他们长大之后形成与正常人不一样的心理防御方式。而他们的防御方式通常是不成熟的或中间型的，很少使用成熟的防御方式，这就使他们在应对压力和挫折的时候由于没有正确的防御方式而导致心理问题的产生。

家庭环境是人们出生之后的第一个环境，它对一个人性格的养成起决定性作用，家庭环境对个人的影响延续一生。长期不良的家庭环境容易使人形成难以适应社会的不良人格特征。如单亲家庭生长的孩子，由于没有健全的父爱或母爱而造成各种各样的性格缺陷就是很典型的例子。而不良人格特征为神经症、精神分裂症及人格障碍的发生提供了病前人格基础。强迫症患者的家庭特征表现为低亲密度、情感表达受限、缺乏文化娱乐活动、高矛盾性和高控制性，这些不良家庭环境因素为将来产生强迫症埋下了隐患。

父母的教养方式对个体的心理发展、人格形成以及其一生的心理健康同样有着极其重要的影响。家是儿童最早接受教育的场所，父母则是儿童的第一任老师。父母的温暖、关爱和理解是子女心理正常发育的重要条件。岳冬梅等认为，父母过于频繁严厉的惩罚、责骂，以及苛刻的要求，促使子女形成“高道德”标准的社会价值观，这让子女在评价自身的行为、态度和欲望时，往往过分苛刻和严厉，从而产生明显的罪恶感、耻辱感，经常自我谴责。

强迫症患者家庭的父母对子女要求很高，也很严格，孩子的任何一个小小的错误都会遭到严厉的指责，非按照父母的意思改正不可。例如，孩子偶尔一次不洗手就拿东西吃，父母会大声训斥，且不断地说一些“手上有很多细菌”、“不洗手吃东西会得病”之类的话吓唬孩子，这些“恐吓”很可能为孩子将来发生强迫症埋下隐患。强迫症患者的父母的教养方式还存在父母对孩子拒绝、冷淡、缺少情感温暖但是惩罚、指责较多等问题，这些不良的因素如同家庭环境中的不良因素一样，在强迫症的发病中起着非常重要的作用。

五、其他易感人群

1. 迷恋网游者易患强迫症

网络游戏因为提供了现实生活不能提供的东西（以偷菜为例，偷这种行为本来在生活中是受谴责的，但是在这里却是可以被接受的），所以深受大众欢迎。但有些人因为过度迷恋，往往为强迫症的出现创造机会。他们饭可以不吃，但菜一定不会忘记收、忘记偷。如果每天不偷摘别人的一些菜或水果，就觉得好像有什么事情没做一样，整日心不在焉，久而久之，对这种行为似乎达到了上瘾的程度。当偷菜等网络游戏影响到正常的工作、学习和生活的时候，有些人很想从这些游戏中走出来，并且意识到网络只是虚拟的而已，现实才是真的、重要的，于是决定戒除网游或者只是闲着没事才玩玩，可是这个时候却发现，自己每天打开电脑就会不自觉地进入网游界面，有意识地抑制这种行为只会使自己心不在焉，做什么事都没劲，于是一次次玩，又一次次地自责并努力压抑自己，这种内心冲突就是强迫症的前兆。

2. 离婚和单身的人群中强迫症发病率略高

长期面临较大压力或处于紧张、焦虑状态是强迫症产生的一般环境。一方面，离婚或单身的人由于缺乏亲密伴侣，在工作或生活中所遭遇的压力和挫折都得不到贴心的安慰及鼓励，消极情绪常常持续很久而难以消除；另一方面，离婚或单身的人由于独自承担家庭重任，他们有更大的生活压力，对自己也有着更高的要求，不允许自己有任何闪失，对工作、生活都高度负责，谨慎细微，比平常人缺少休闲和娱乐，长期让自己处于神经紧绷的状态，即使有空闲时间也常常用来检查自己，寻找自己的不足，一旦发现问题就会反复提醒自己一定要改正。这些原因造成了离婚和单身的人更有机会患上强迫症。

3. 失业者等经济状况较差的人群强迫症的发病率也较高

经济状况较差的人群由于生活环境较差、工作辛苦且压力大，特别是失业者甚至面临着生存压力，在压力和焦虑重叠的处境中常常变得脾气暴躁、性格多疑、缺乏自信和自我苛求，这就为心理疾病的降临做好了铺垫，其中强迫倾向或强迫症就是常见的一种。

4. 都市白领阶层易患强迫症

都市白领是脑力劳动者，已经有调查数据显示脑力劳动者比体力劳动者更容易患强迫症。都市白领阶层所处的工作环境特点是压力大、竞争激烈、淘汰率高。在这种环境下，内心脆弱、急躁、自制能力差、没有主见或具有偏执性人格或完美主义人格的人就很容易产生心理问题，其中强迫症就是常见的心理问题之一。

第四节　测测你的强迫指数

一、强迫症倾向自我诊断量表

虽然强迫倾向不等于强迫症，但是存在强迫倾向就预示着患强迫症的几率更大一些，那么早点发现自己的强迫倾向从而做好预防工作就非常必要了。下列强迫症倾向自我诊断量表分为两个部分，量表一是强迫症倾向的临床主要症状表现，量表二是强迫症倾向自我诊断量表。

量表一：强迫症倾向的临床主要症状表现

1. 攻击性和被攻击性的强迫思考

（1）时常为他人会不会加害自己而感到恐惧。

（2）时常为自己会不会给自己带来危害而恐惧。

（3）为污秽或卑鄙的念头会不会脱口而出而经常感到恐惧。

（4）经常抱有暴力的妄想。

（5）经常为自己会不会做错事而感到不安。

（6）经常为自己会出现犯罪的冲动而感到不安（如想象会盗窃、抢劫银行等）。

（7）为工作中的失败或错事而经常感到不安，想象会不会是自己的责任。

（8）为不能预测的灾难感到恐怖，并经常无端地感到烦恼（如想象火灾、交通事故、亲人的死亡等)。

2. 对不洁事物的恐怖性强迫思考

(1) 对自我身体的排泄物或分泌物固执地感到厌恶(如尿、汗液、唾液等)。

(2) 对身外的脏物和细菌过分地恐怖，并竭力试图隔离。

(3) 对化学物质和环境污染过分地担心或恐怖。

3. 对性行为的强迫思考

(1) 对受到压抑或禁止的性行为不断地想象并感到不安。

(2) 变态的性行为想象或妄想。

4. 对左右对称、顺序等固执性的强迫思考

对事物排列组合上的不对称、次数及顺序的混淆，以及对不能确认事物感到难以忍受和不安。

5. 印象性或意义性的强迫思考

(1) 对自己的表达是否周密或是否正确而感到不安和担心。

(2) 某种朦胧而又挥之不去的印象纠缠在头脑中，感到难以忍受。

(3) 感到头脑中经常被一些固定的词汇、声音或乐曲所纠缠，无法安心工作或学习。

(4) 过分固执于某种幸运或不吉利的数字。

(5) 过分固执于某种具有特别含义的颜色等。

6. 对自我身体的强迫思考或行为

(1) 对自我身体的一部分过分想象和担心(如耳朵或嘴变得越来越大等)。

(2) 不断地感到自己有体臭等。

7. 计算方面的强迫行为

对某种数字要反复确认，如果不反复计算或清数确定就会感到不安。

8. 确认性的强迫行为

门、电灯开关、煤气开关、水龙头等的关闭动作要反复实行和确认。

9. 奇妙、反复的仪式行为

(1) 在入口或出口处进进退退，在某座椅上反复地站起来，坐下去等。

(2) 做某种事前或做完某事以后，反复地仪式般地做某种行为(如转圈、跺脚等)。

10. 整理性的强迫行为

(1) 旅行包中的衣物或物品反复取出又装入，抽屉反复地开闭且反复地

整理等。

(2) 对家里的家具、物品要反复地清洗，确认是否干净。

11. 储藏、收集性的强迫行为

对废纸、包装纸、纸屑、烟头或纽扣、破碗等不断地收集、储存。

12. 各种人际关系方面的强迫行为

(1) 反复说话、提问、告白的欲求。

(2) 触摸、接近、窥视、测定的欲求。

(3) 不分场合或昼夜，无意义长时间地打电话等。

如果与上述中的某项相符，需要根据以下问卷进一步做详细的调查诊断。

量表二：强迫症倾向自我诊断量表

请仔细阅读下面每一个问题，然后根据最近半年以来影响你实际感觉的下述几种情况，选择其中一种并画一个“○”。

1. 强迫性的思考和行为表现，出现在什么样的时间范围内？

0……没有。

1……轻度。　一天1小时以内，或有时出现。

2……中度。　一天1~3小时，或经常出现。

3……重度。　一天3小时以上，或者非常频繁地出现。

4……极重。　只要一出现，会不间断地持续下去。

2. 强迫性的思考和行为表现，会造成日常生活多大的不便？

0……没有。

1……轻度。　很少，基本上对日常生活的影响不大。

2……轻度到中度。　有时会有影响。

3……中度。　在社会生活、工作或学习上有障碍，但能够忍受。

4……重度。　对日常生活各个方面带来重大的影响或障碍。

3. 强迫性的思考和行为表现带来的苦恼程度如何？

0……没有。

1……轻度。　有时感到苦恼，但不严重。

2……中度。　能清晰地感到这种苦恼。

3……重度。　经常感到苦恼，或者是想压抑这种思考和行为，却反而使内心的不安和难受增加。

4……极重。　　使日常生活充满了苦恼和不安。

4. 对强迫性思考和行为的心理抵抗程度如何？

0……能够很好地克服，或者无须进行任何心理抵抗。

1……有时需要心理抵抗。

2……多数场合需要心理抵抗。

3……程度很高，不断地进行心理抵抗。

4……无力抵抗或无法抵抗。

5. 对你的精神生活和人际关系等的妨碍如何？

0……没有。

1……有时有妨碍，但问题不大。

2……有妨碍，但可以努力克服。

3……经常有妨碍，克服时有困难。

4……严重妨碍。

自我诊断评分标准和说明：

将上述的五个问题中，你画上“○”的每一种选择情况前面的数字相加，就是你的自我诊断总评分。每种症状的表现，随着时间而发生变化，因此这一自我诊断评分可以随着个人的症状发展或治疗的进程而发生变动。

诊断结果评分说明：

1~4分：强迫处于轻微状态，自我尚无任何察觉，一般对于日常生活不会构成任何影响。

5~7分：边缘性强迫症状态。自我对于这种症状表现能够察知，但对日常生活影响很小，而自我对此也并不太在意，对人际交往关系不会构成任何影响。

8~10分：临床上的强迫性障碍和症状对日常生活、工作或学习有影响。自我为了克服或制止这种状态，需要消耗一定的精力，应考虑及时接受心理援助或咨询。

11~14分：重度的强迫症状态，自我对这一症状感到苦恼，并影响了自我的精神生活和人际关系。心理常常处于“苦斗恶战”的状态之中，症状随时会进一步恶化，需要心理咨询和治疗。

15分以上：极重度的强迫症状态，需要紧急的专业治疗和护理，否则会对自我的日常生活、工作或学习带来破坏性的影响。

以上自我诊断结果总评分在“8”以上，则需要尽快接受专业心理咨询师的咨询和治疗，或者接受精神科医生进一步的详细诊断。对症状进行压抑或隐藏，反而会对身心健康和生活构成不利的影响。建立治疗的信心，是迈出新生活的最重要的一步。

二、耶鲁—布朗强迫症严重程度量表

1～5题是强迫思维，6～10题是强迫行为，请依照你主要的强迫症状作答，并在题目上圈选适当的数目。

主诉的强迫思维：＿＿＿＿＿＿＿＿＿＿＿＿＿＿＿＿＿＿＿＿

1. 您每天花多少时间在强迫思维上？每天强迫思维出现的频率有多高？

40＝完全无强迫思维（回答此项，则第2、3、4、5题也会选0；所以请直接作答第六题）。

1＝轻微。少于1小时或偶尔有（一天不超过8次）。

2＝中度。1～3小时或常常有（一天超过8次，但一天大部分时间没有强迫思维）。

3＝重度。3～8小时或频率非常高（一天超过8次，且一天大部分时间有强迫思维）。

4＝极重。多于8小时或几乎无时无刻都有（次数多到无法计算，且一小时内很少没有多种强迫思维）。

2. 您的强迫思维对社交、学业成就或工作能力有多大妨碍？（假如目前没有工作，则强迫思维对每天日常活动的妨碍有多大？回答此题时，请想是否有任何事情因为强迫思维而不去做或较少做）

0＝不受妨碍。

1＝轻微。稍微妨碍社交或工作活动，但整体表现并无大碍。

2＝中度。确实妨碍社交或工作活动，但仍可应付。

3＝重度。导致社交或工作表现障碍。

4＝极度。无能力应付社交或工作。

3. 您的强迫思维给您带来多大的苦恼或困扰？

0＝没有。

1＝轻微。不会太烦人。

2＝中度。觉得很烦，但尚可应付。

3＝重度。非常烦人。

4 = 极重。几乎一直持续且令人丧志地苦恼。

4. 您用多少努力对抗强迫思维？你是否尝试转移注意力或不去想它呢？(重点不在于是否成功转移，而在于你有多努力对抗或尝试频率有多高)

0 = 一直不断地努力与之对抗（或症状很轻微，不需要积极地对抗）。

1 = 大部分时间都试图与之对抗（超过一半的时间我都试图与之对抗）。

2 = 用些许努力去对抗。

3 = 屈服于所有的强迫思维，未试图控制，但仍有些不甘心。

4 = 完全愿意屈服于强迫思维。

5. 您控制强迫思维的能力有多少？您停止或转移强迫思维的效果如何？(不包括通过强迫行为来停止强迫思维)

0 = 完全控制。我可以完全控制。

1 = 大多能控制。只要花些力气与集中注意力，即能停止或转移强迫思维。

2 = 中等程度控制。有时能停止或转移强迫思维。

3 = 控制力弱。很少能成功地停止或消除强迫思维，只能转移。

4 = 无法控制。完全不能自主，连转移一下强迫思维的能力都没有。

主诉的强迫行为：______________________________

6. 您每天花多少时间在强迫行为上？每天做出强迫行为的频率有多高？

0 = 完全无强迫行为（回答此项，则第 7、8、9、10 题也会选 0）。

1 = 轻微。少于 1 小时或偶尔有（一天不超过 8 次）。

2 = 中度。1~3 小时或常常有（一天超过 8 次，但一天大部分时间没有强迫行为）。

3 = 重度。3~8 小时或频率非常高（一天超过 8 次，且一天大部分时间有强迫行为）。

4 = 极重。多于 8 小时或几乎无时无刻都有（次数多到无法计算，且 1 小时内很少没有多种强迫思维）。

7. 您的强迫行为对社交、学业成就或工作能力有多大妨碍？（假如目前没有工作，则强迫行为对每天日常活动的妨碍有多大？)

0 = 不受妨碍。

1 = 轻微。稍微妨碍社交或工作活动，但整体表现并无大碍。

2 = 中度。确实妨碍社交或工作活动，但仍可应付。

3 = 重度。导致社交或工作表现障碍。

4 = 极度。无能力应付社交或工作。

8. 假如被制止从事强迫行为，您有什么感觉？您会多焦虑？

0 = 没有焦虑。

1 = 轻微。假如强迫行为被阻止，只是稍微焦虑。

2 = 中度。假如强迫行为被阻止，会有中等程度的焦虑，但是仍可以应付。

3 = 重度。假如强迫行为被阻止，会明显且困扰地增加焦虑。

4 = 极度。假如有任何需要改变强迫行为的处置时，会导致极度焦虑。

9. 您有多努力去对抗强迫行为或尝试停止强迫行为的频率？（仅评估你有多努力对抗强迫行为或尝试频率有多高，而不在于评估您停止强迫行为的效果有多好）

0 = 一直不断地努力与之对抗（或症状很轻微，不需要积极地对抗）。

1 = 大部分时间都试图与之对抗（超过一半的时间都试图与之对抗）。

2 = 用些许努力去对抗。

3 = 屈服于所有的强迫行为，未试图控制，但仍有些不甘心。

4 = 完全愿意屈服于强迫行为。

10. 您控制强迫行为的能力如何？您停止强迫（仪式）行为的效果如何？（假如你很少去对抗，那就回想那些少数对抗的情境，以便回答此题）

0 = 完全控制。我可以完全控制。

1 = 大多能控制。只要花些力气与集中注意力，即能停止强迫行为。

2 = 中等程度控制。有时控制强迫行为有些困难。

3 = 控制力弱。只能忍耐拖延一下时间，但最终还是必须完成强迫行为。

4 = 完全无法控制。连拖延一下的能力都没有。

三、强迫人格测试

强迫性人格以过分的谨小慎微、严格要求与完美主义，及内心的不安全感为特征，并至少有下列 3 项：

（1）因个人内心深处的不安全感导致优柔寡断、怀疑及过分谨慎。

（2）需在很早以前就对所有的活动做好计划并不厌其烦。

（3）凡事需反复核对，因对细节的过分注意，以致忽视全局。

(4) 经常被讨厌的思想或冲动所困扰，但尚未达到强迫症的程度。
(5) 过分谨慎多虑，过分专注于工作成效而不顾个人消遣以及人际关系。
(6) 刻板和固执，要求别人按其规矩办事。
(7) 因循守旧，缺乏表达温情的能力。

四、强迫症自评量表

强迫症自评量表基本情况：该量表由57项靶症状组成，由受测者对符合自己情况的项目进行评分。受测者在治疗前对自评量表填写一次，治疗3个月后填写一次，治疗结束后（约半年）填写一次，最后得出总分，画出治疗曲线。

指导语：在下述情况中，哪些是你感到困难或需要重复回避的？根据困难和重复回避的程度，请你依据下面的数字，给自己打个分，并填写在表格上。

0	这种活动对我来说无困难，与别人一样不需要重复或回避。	3	这件事我花的时间比大多数人多五倍以上，需要重复十遍以上或经常回避。
1	这件事我花的时间比大多数人多一倍，需要重复两遍或稍微回避。	4	这件事我花的时间比大多数人多十倍，需要重复二十遍以上或绝对回避。
2	这件事我花的时间比大多数人多三倍，需要重复五遍以上或经常回避。	5	这件事我根本不能做，绝对回避。

注：根据上表分数的标准，给自己打分，并填写在下面的问卷里，分三次填写。

强迫症自评量表	治疗前 年 月	治疗中 年 月	治疗后 年 月	强迫症自评量表	治疗前 年 月	治疗中 年 月	治疗后 年 月
1. 洗澡				7. 碰到别人或被别人碰到			
2. 理发				8. 处理垃圾或垃圾箱			
3. 刷牙				9. 洗衣			
4. 穿衣和脱衣				10. 洗碗筷			
5. 上厕所小便				11. 做饭烧菜			
6. 上厕所大便				12. 打扫房间			

（续上表）

强迫症自评量表	治疗前 年 月	治疗中 年 月	治疗后 年 月	强迫症自评量表	治疗前 年 月	治疗中 年 月	治疗后 年 月
13. 把东西放整齐				37. 怕脏			
14. 铺床				38. 怕火			
15. 接触鞋子				39. 反复洗手			
16. 接触门把手				40. 怕看电影、电视			
17. 开灯，关灯				41. 怕听歌曲、音乐			
18. 开水龙头，关水龙头				42. 怕犯法			
19. 关门窗				43. 怕自己偷东西			
20. 使用家具				44. 怕丢东西			
21. 锁门、锁抽屉				45. 怕丢纸片、字迹丢掉			
22. 睡前反复摆弄东西				46. 固定动作			
23. 一个概念在脑子里反复出现				47. 仪式动作			
24. 反复回忆一件事				48. 在街上走路			
25. 反复回忆整个过程				49. 乘公共汽车、电车、火车			
26. 反复叙述				50. 照料孩子			
27. 反复询问				51. 上饭馆			
28. 对立思想				52. 赴约会			
29. 怕细菌				53. 去商店买东西			
30. 怕癌症				54. 扔弃东西			
31. 怕某种颜色				55. 上公共厕所			
32. 怕纸张				56. 不敢出门			
33. 怕写错字				57. 其他			
34. 怕读错							
35. 怕看错							
36. 怕计算错				总分			

（资料来源：甄中科，刘福源，顾秀玲等．强迫自评量表临床应用．健康心理学，1994，2（4）．）

五、心理健康评定量表（SCL－90）中的强迫分量表

SCL－90 中的强迫症症状分量表（Obsessive－Compulsive）由 SCL－90 中的3、9、10、28、38、45、46、51、55、65 这10项组成，主要指那些明知没有必要，但又无法摆脱的无意义的思想、冲动和行为，还有一些比较一般的认知障碍的行为征象也在这一因子中反映。

该量表评定的时间范围是“现在”或者是“最近一个星期”的实际感受，采用5级评分制，具体说明如下：

没有：自觉无该项症状（问题）。

很轻：自觉有该项症状，但对受检者并无实际影响，或影响轻微。

中度：自觉有该项症状，对受检者有一定影响。

偏重：自觉常有该项症状，对受检者有相当程度的影响。

严重：自觉该症状的频度和强度都十分严重，对受检者的影响严重。

强迫分量表的项目如下：

项目＼程度	没有	很轻	中度	偏重	严重
3. 头脑中有不必要的想法或句子盘旋	1	2	3	4	5
9. 忘性大	1	2	3	4	5
10. 担心自己衣饰的整齐及仪态的端正	1	2	3	4	5
28. 感到难以完成任务	1	2	3	4	5
38. 做事必须做得很慢以保证做得正确	1	2	3	4	5
45. 做事必须反复检查	1	2	3	4	5
46. 难以作出决定	1	2	3	4	5
51. 脑子变空了	1	2	3	4	5
55. 不能集中注意	1	2	3	4	5
65. 必须反复洗手、点数	1	2	3	4	5

计分：

阳性项目数为单项分≥2 的项目数，表示受测者在多少项目上呈现有“症状”。

阴性项目数为单项分＝1 的项目数，表示受测者“无症状”的项目有多少。

阳性症状均分：（总分－阴性项目数）/阳性项目数，表示受测者在“有

症状”项目中的平均得分。反映该受测者自我感觉不佳的项目，其严重程度究竟介于哪个范围。该因子分超过2分，可考虑筛选阳性，需进一步检查。

（资料来源：郭念峰．心理咨询师．北京：民族出版社，2005；汪向东等．心理卫生评定量表手册．北京：中国心理卫生杂志社，1999．）

第三章

强迫症的治疗

第一节　强迫症治疗的误区

一、常见的强迫症患者心理误区

强迫症患者在就医前及就医时，往往容易徘徊于以下的心理误区：

1. 求神问卦

在上述强迫性仪式动作章节的案例25中，平平的母亲就认为自己的女儿中了邪，还花了很多钱去求神问卦，希望破财消灾，但一点效果都没有。的确，如果我们站在旁人的角度去看，患者的很多观念和行为的确难以理解，他们难以自我控制，就像被恶魔掌控一样。如有的患者在办公时，心里却反复比较自己哪只手更长，自己也认为实在无聊可笑，但却一直持续思考这些无聊的想法。有的患者一到要出门的时候，就开始在屋里来回踱步，半天都出不了门，就像被什么拽住似的，让身边的家人和朋友难以理解。所以，对于发生在患者身上的这些难以理解的现象，患者自己及其亲人朋友有可能会认为他（她）是被鬼神迷住了，不得不去乞求神灵。

2. 掩饰病情

有这么一个案例，读高三的小潘被同学发现经常长时间洗手洗澡，甚至因此而不去上课，心理老师意识到有可能是患了强迫症而去了解情况。找到该同学时，该同学把已经洗得破损的手一直放兜里，拒绝拿出来给老师看。当心理老师问及其洗手的情况，小潘一概否认自己有反复洗手的现象，觉得自己洗手洗澡用的时间跟其他同学一样。其父亲也觉得洗手时间长不是什么非正常问题，当心理老师建议他带小潘去医院心理科就医时，还愤怒地骂老师，认为老师不该当自己儿子是“精神病”。像这样极力隐瞒、掩饰自己症状的现象也是强迫症患者中较常见的，很多强迫症患者从不向亲人和朋友吐露自己的异常情况，如果身边有人发现他们有反复检查、洗涤等异常行为，他们自己也不会承认自己的异常。因此，我们经常看到有的患者在几年或几十年后，被强迫症折磨得崩溃了才被迫来求医。

3. 自我医治

也有很多患者坚持自我“治疗”，强行控制自己不去想、不去做，一出现强迫症状就责备自己，奋起对抗，或者自行胡乱服用诸如安神补脑的药，由于缺乏科学的指导，最后结果经常不尽如人意，还产生更多的焦虑和抑郁。实际上，反强迫现象本身也是强迫症的一种症状。

4. 求医恐惧

有的强迫症患者很抗拒去医院求治，怕被认为是精神病，怕被身边的人知道。当迫不得已、不得不求医后，医生告知需要心理辅导配合药物治疗，患者却担心服用药物会吃坏大脑，尽管医生一再解释，仍拒绝使用药物。

5. 一步登天

有的患者会去医院或心理诊所求助，但却急切地要求短期内痊愈，希望药到病除，希望心理医生魔术般的语言当头棒喝，让其症状全退。一旦短时间内改善不大，或症状并没完全消失，此类患者便仿佛遭受了重大打击，没有自信，甚至自责和悔恨。而实际上，要让自己的症状完全消失，这本身就是强迫，其后果是将永远处于强迫症之中。

以上患者的做法实际上并无助于对病情的恢复，相反还会将自己一步步推向强迫症的深渊，使得病情更加严重，使自己更加处于水深火热之中。患者之所以容易徘徊于以上误区，主要是不能正确认识强迫症，加上社会上对精神疾病的歧视和偏见，使得不少患者不敢客观面对和承认自己患病的现实，对患强迫症有耻辱感，不愿接纳自己的这种异常。

二、如何走出误区

1. 正视病情

有位积极接受治疗的患者就曾表示：“在面对强迫症时，我下定决心主动捍卫自己的健康，我有非常严重的障碍，我必须积极面对脑部病变的事实，我要控制病情的恶化，并想办法正常度过余生。只有正视自己的病情，有让自己过得更好的决心，才会积极配合治疗，更快复原。”

要选择一个在精神病临床领域和心理治疗领域上均有经验的医生进行治疗，因为强迫症的成因较复杂，包含了生理、心理和社会等多个方面因素，治疗时需要做系统的检查，并且要采取心理治疗的手段，必要时还需要配合药物。而且，医生还需要与患者建立良好的医患关系，获得患者的信任，以利于治疗。

2. 相信药物

强迫症患者之所以会出现一些挥之不去的冲动，其中一个原因是因为脑中化学物质失调，相关脑区神经通路5－HT递质系统功能增强是导致强迫症的生理因素。通常患者不自知，他们只知道自己脑中突然出现这种讨厌、愚蠢、极度令人不悦的冲动和念头。因此药物治疗强迫症有着不可替代的作用，患者要相信药物，在医生配备一定剂量的药物及定下疗程后，要积极配合，并保证治疗时间，不要半途而废，这样才能有效控制强迫症。

3. 持之以恒

强迫症有复发的倾向，有时严重，有时减轻。当患者心情欠佳、疲劳、压力大、精神紧张或体弱多病时较为严重。比如女性患者在月经期间，强迫症状可加重，而在患者心情愉快、放松、精力旺盛或投入地去做事情时，强迫症状可减轻。又如有个患强迫症的学生发现自己在学校时症状会加重，但在家里则会减轻。

因此，强迫症的治疗是一个长期的过程，而且需要患者花大力气去改善自己过分刻板、谨慎、敏感和追求完美的人格，重塑一个全新的自我。这一点不是药物治疗所能达到的。有些患者期望单纯只用药使自己痊愈，因此在症状得到一定控制时停了药，但很快病就复发了。因此要注重心理的调整，而这需要患者自身的不懈努力，还需要亲人的理解和支持。

4. 接纳症状

强迫症的痊愈是什么概念呢？有的患者期望症状完全消失，认为这才是痊愈。这个想法是美好的，但也是极其危险的。在现实的生活中，其实每个人都是有强迫倾向的，例如会担心是否把家里的煤气关掉，在遇事不顺时，会不断地想如何处理等，这是很正常的，只是健康人在事情解决后，强迫会跟着消失。如果强迫症患者一味把脑中出现的每一丝正常的担心、怀疑或者杂念当做痊愈的“大敌”，而命令自己消灭它们，则很容易陷入另一场强迫的恶性循环中，而这也是完美主义的体现。实际上，紧紧盯住症状不放，会更容易出现焦虑、自责等负性情绪，在这些情绪影响下，生活中正常出现的强迫便会联合其本身已有的强迫症加重其症状，使得强迫症久久不能痊愈。

所以要想治疗强迫症就要接受自己的一些症状，不要视其为大敌。出现症状，只是告诉自己“我的强迫症状来了，我会紧张会焦虑，我就是会这样，我是知道的，因为我有强迫症”。只有这样，你才不会把症状看得那么重要，因而情绪才会平静，而只有情绪平静了才会反过来使症状得到缓解和消失，才会接纳自己，带着强迫症正常生活。

第二节　强迫症的药物治疗

由于强迫症的病因既有生理因素又有心理因素和社会因素，因此对于强迫症的治疗通常采用药物疗法和心理疗法相结合。同时患者本身也要积极配合、积极学习相关的恢复方法，动员家人和朋友加以支持，对自己不要姑息迁就也不要矫枉过正。而且患者不要过于关注自己的病，要以正常人的生活方式安排自己的生活，跟其他人一样该干什么就干什么，积极从事体育、文娱、社交活动，让自己逐渐从穷思竭虑的禁锢中走出来。

正如上文所述，强迫症的并发有其生理诱因，比如5－HT系统功能增强。因此，在考虑疾病治疗时，可考虑采用相关的药物。目前较常用的公认有效的药物主要有：三环类抗抑郁药（TCA）如氯丙咪嗪和选择性5－HT再摄取抑制剂（SSRI）如氟伏沙明、舍曲林和氟西汀等，一些非典型抗精神病药物也会作为增效剂联合上述药物对较严重的患者进行治疗。通常，药物治疗要与心理治疗相结合。

（1）氯丙咪嗪。为三环类抗抑郁药，对强迫症疗效较好，也最为常用。其作用主要是阻断5－HT递质的再摄取，同时也能发挥抗抑郁、抗焦虑的作用，也起到镇静和抗胆碱作用，对伴随强迫症发生的抑郁症状也有效果。通常服用剂量为每天150～300 mg，分两次服用。一开始用药剂量要小，再逐渐增大药量。一般2到3个星期会有效果，若4到6个星期仍无效则考虑换其他药物或与其他药物联合治疗。治疗时间一般为3到6个月。有研究表明氯丙咪嗪有效率为40%～50%，对伴随有抑郁症状的强迫症病人有效率较低。

（2）氟伏沙明。属5－HT回收抑制药，其药理也是阻止脑细胞对5－HT递质的再摄取，也具有抗抑郁作用。此药的优点是没有镇定和兴奋的作用，也没有抗胆碱和抗组胺的作用，不影响心血管系统，也不会造成体位性低血压。有研究表明其疗效与氯丙咪嗪相似，但氟伏沙明耐受性更好，所以更为安全些。通常服用剂量为每天100～200 mg，分1～3次服用，每天用量不能超过300 mg。

（3）氟西汀和帕罗西汀。是选择性5－HT再摄取抑制剂，对强迫症的疗效也较好，氟西汀每天用药量通常为20～80 mg，帕罗西汀为20～50 mg。效果与三环类抗抑郁药类似，副作用相对较少。

除上述药物外，舍曲林、西酞普兰、文拉法辛等药物亦用于强迫症治疗。此外，伴随有焦虑症状的强迫症患者可结合苯二氮蕈类药物进行治疗，如氯硝安定。较严重的强迫症患者可结合心境稳定剂如卡马西平、丙戊酸钠等进行治疗，可能会有一定疗效。

从使用顺序上看，强迫症治疗的一线药物为氟西汀、氟伏沙明、帕罗西汀或舍曲林。研究分析表明，这四种药物的有效率为40%～60%。如果一种一线药物疗效不足，应考虑剂量理想化，评价依从性，当理想剂量仍疗效不足，或不能耐受，应更换另一种一线药物。二线药物包括氯丙咪嗪、文拉法辛缓释制、西酞普兰、米氮平，辅助利培酮。如果两种不同的一线药物疗效不足，可换成氯丙咪嗪，氯丙咪嗪对强迫症的疗效好，只是因为不良反应重才沦为二线药物，如果氯丙咪嗪疗效仍不足，则换成其他二线药物，如米氮平、文拉法辛缓释剂或西酞普兰，辅助利培酮或米氮平治疗。如果足量足程治疗仍无效，应评价是否共患内科和精神疾病（如甲状腺功能亢进、甲状腺功能减退、隐蔽性物质滥用或双相障碍），这些疾病可能影响抗强迫症的效果。当一线和二线药物治疗都无效时，可用静脉注射氯丙咪嗪和反苯环丙胺。艾斯西酞普兰治疗强迫症研究尚不多，但可能有效，米氮平、奥氮平、喹硫平、氟哌啶醇、加巴喷丁、托吡酯、曲马多、利鲁唑、苯乙肼、圣约翰草和吲哚洛尔早期研究已证明有某些功效，可作为强迫症的辅助治疗，但圣约翰草不能联合选择性5－HT再摄取抑制剂使用。

但是药物治疗并不是对任何人都有效果，有研究发现，服用药物有效果的患者大约只占六成。而且从总体来看，药物治疗一般只能达到中等水平的疗效，并且使用药物的强迫症患者需要一段连续的用药时间才能改善症状。在一个正规的双盲实验研究中，氯丙咪嗪停药几周后，强迫症没有复发的仅占10%。因此，单独用药并使疗效持续是一个比较困难的问题。

一般认为，药物治疗对症状的改善，是治标的方法，而要治本则需要配合心理治疗，让患者接纳自己的症状，改变自己追求完美的欲望，改善自己的人格。也有国外专家提出，未来治疗的重点是告诉病患可以用意识及意志力改变脑部的回路系统，而用药的目的是加强人们的意识能力，而不只是治疗强迫症的症状。

第三节 强迫症的心理治疗方法

对强迫症的治疗通常是药物治疗与心理治疗相结合。光用药物治疗也许在短时间内能控制症状，但毕竟患者自己的个性特点、对周围事物的认识并没有改变，一旦停药，患者仍用旧有的想法和行为模式处理问题，会容易导致病情的复发。所以，强迫症患者是需要配合心理治疗的。

心理治疗是为了让患者能正确而且客观地认识自己所患的疾病以及判断自己周围的现实情况和环境，放下沉重的思想包袱以减轻不安全感；学习合理的处理方法，增强自信，减少对现实的不确定感；不过分追求完美，不过分精益求精，对自己和事物采取宽容与接纳的态度，改善自己的性格。

治疗强迫症的心理治疗方法包括系统脱敏法、暴露与反应预防法、森田疗法、认知领悟疗法和厌恶疗法等。

一、系统脱敏法

系统脱敏法，又称交互抑制法，属于行为疗法的一种，是由美国学者沃尔普创立和发展的。该疗法认为具有强迫症的人是借助各种行为和仪式动作来缓解焦虑的，即行为疗法的“驱力降低模型”。依照这个模型，治疗者主要通过激发可以减少焦虑的情境来消除不适当行为与仪式动作。该疗法通常用于治疗患者由特定情景、事物或其他泛化对象引起的紧张焦虑和恐惧，让患者以渐进放松的方式解除焦虑状态，临床上常用于恐惧症和强迫性神经症等。强迫症患者经常受到强迫观念的困扰，在这些挥之不去且不必要的观念的影响下，经常能体验到紧张、焦虑和恐惧，而患者会为了缓和焦虑，采取某些特定的行为，因此形成了强迫行为。例如，害怕细菌的患者，一到公共场所就会觉得紧张，因而会采取不断洗手的行为方式。系统脱敏法就是让患者不断地练习，直到回到特定情景时能摆脱这种紧张焦虑的情绪。

1. 系统脱敏法的操作程序

系统脱敏法主要包括三个步骤：训练肌肉放松、建立焦虑或恐惧等级、分级脱敏。在实际操作中，又分为想象系统脱敏法和现实系统脱敏法。

(1) 训练肌肉放松。

让患者学习如何在短时间内让自己进入全身放松的状态。通常需要患者以舒服的状态坐在沙发上，头靠沙发厚垫，双手放松自然下垂或放在沙发扶手上。通过心理咨询师的指导语，让患者想象自己在一处舒适的地方，如想象自己躺在松软的沙滩上，晒着温热的太阳，感受着柔暖的海风，使得患者感到身心放松、安宁平和。然后，咨询师用轻柔的声音指导患者依次放松身体各个部位的肌肉，包括头、脸、脖子、肩、手臂、身体、腿、脚等，尤其要强调面部的放松。每次时间约为20~30分钟，每天一次，一般6~8次即可。要求患者能自行练习，直至能使自己容易地进入肌肉放松状态。

肌肉放松指导语参考：

选择一种舒适的姿势：

在一张舒适的椅子上坐下，作一些细微的调整，最终让自己感到尽可能地舒服，尽可能地无拘无束，让你的思绪掠过你的肢体以及双颊，看一下是否每个地方都是放松的、没有束缚的，没有绷紧着的衣物，身体也没有不舒服的姿势。然后，再作一些必要的调整，从而让自己处于一种最舒服的姿势。

逐步放松身体的各个部位：

现在让你的注意力从你的头顶漫游到你的头皮及前额，舒展头皮和前额的所有肌肉，任其自然，让它们放松。舒展这些肌肉，让你的头皮舒服地躺在你的头顶。让这种放松弥漫到你的眉头、眼睑甚至是你的眼睛。让你的眼睛舒服地休息。继续让放松扩散到你的双颊、嘴唇和下颌，让你的整个双颊变得舒服、沉重、放松。注意你的下巴，让支撑下巴的肌肉放松，任其自然。你会注意到由于重力的原因，你的下巴会微微下坠，而你的嘴唇会稍稍分开。

在你放松脸颊时，也要放松舌头、喉咙和声带，让你的声音变得异常的安静，而你的舌头则舒服地躺在嘴巴里。让放松继续扩散，漂流到你的脑后方，让所有的肌肉顺着你的颈部垂向你的双肩，舒展你颈部和肩部所有的肌肉。你可以把它们想象成有很多小结的绳子，而你打开了这些结子，它们松散而柔软地垂下来，舒平它们，让它们自由、柔顺、宽松地垂在那里。继续放松你的双肩与颈，让放松感扩延到你的胳膊，放松你上臂所有的肌肉，然后再到肘部和前臂，舒展开所有的肌肉，任其自然。放松你的手腕、手掌部所有的肌肉，再到你的指尖，让你的胳膊感到舒服、沉重和放松，让你的血液通畅地流到你的指端，并且认识到你已经消除了你上肢与肩部的紧张，血液流动得更加通畅，更加轻松地流到你的指尖。

继续放松你的头与脸，你的颈、肩膀与上肢，同时将你的注意力转移到你的后背上部，顺着你的肩膀和后背上部舒张开你所有的肌肉，沿着你的背脊继续放松，下移到你的后背中部，舒展了所有的肌肉，再下移到后背下部，再以相同的方式下移到你的腰部和臀部。让放松的感觉扩展到你的身体两侧，让围绕你肋弓的肌肉放松，注意你每一次呼与吸，吸进的空气通过你的鼻孔，向下，再向下进入你的肺，当肺充满时，再将它呼出，让你的呼吸平稳、缓和而富有节奏。伴随着每一次呼吸让自己完全陷到椅子中去。让放松扩及你的腹部、你的腰部，舒展你胃部所有的肌肉，让你的胃部变得非常放松，仔细注意并体会这种放松的感觉。

放松已围绕于你的臀部、腰部和骨盆的肌肉，让你的整个骨盆放松舒展，继续让放松蔓延到你的大腿、膝盖、胫部、腓部和脚，让你的腿变得十分沉重，舒服的沉重与放松，放松你的脚腕、脚跟和脚板，甚至到你的脚底与脚趾。随着你的腿部变得舒服的沉重，血液更加通畅地流进你的脚趾，你的脚变得更加温暖。

你的整个身体从头到脚趾，都是放松的，平和而安静，内部极其平静。现在随着每一次呼吸，让你的躯体再放松一点，随着你的每一次呼吸，让你的身体进一步深陷到椅子中去，感到舒服的沉重感和放松感。尽管你越来越放松，但你明白清醒。尽管你明白清醒，却异常放松。放松让你的整个系统有一个深层的休息，虽然你此时明白清醒。放松不同于疲劳，疲劳是系统紧张产生能量的消耗，而那些为紧张所消耗的能量，可以在你深度放松时被储存，正如你现在所体验到的。身体得到一种彻底的休息，使你精神焕发，恢复活力。

向病人解释放松是什么：

当你练习这些使你达到深度放松的技巧时，请认识到，无论你用什么技巧，你都会越来越善于和有效地使自己更快地放松，达到有效率的放松，这样你以后只需要用“平静”、“非常安静或放松”之类的话语就可以很快取得深层的放松，而不是像现在这样，一组接着一组地进行肌肉练习，完成所有的放松程序。随着练习次数的增加，放松的深度还可以加深。除此以外，你的内心应该始终保持清醒明白，但是身体却很放松，内心非常平静。当你准备好时，你可以清楚地意识到你所处的房间和周围环境。睁开眼睛，人依然是放松的，全身的感觉都很好，你觉得精力焕发，好像你刚刚彻底地休息了一次一样。当你准备好时，就睁开眼睛，意识到你所处的房间。

(2) 建立焦虑或恐惧等级。

这是咨询师帮助患者进行下一步系统脱敏的依据，也是患者自身对特定情景或事物焦虑或恐惧程度的整理。通常要求患者把引起自己焦虑或恐惧的情景和事件全部说出来，然后要患者按照自己对这些特定情景事件的焦虑、恐惧程度从低到高排序。排好序后，让患者自行给每个情景和事件的焦虑或恐惧感按 0 到 100 分打分，引起焦虑感小的事件打较低份，引起较高焦虑感的打高分，例如，“待在自己收拾好的房间”打 0 分，“看到地上的水”打 10 分，“开门碰门把手”打 30 分，“与人握手”打 50 分，“扔垃圾”打 80 分等，如此类推。这样就形成一个患者的焦虑或恐惧等级表，0 表示完全放松的状态，100 表示最紧张焦虑的状态。好的焦虑等级表应该做到各级焦虑度递进平均，做成一个循序渐进的层次表。特别要注意的是每一级特定事件所引起的焦虑增加量必须小，以使得之前所学的肌肉放松技巧可以与之拮抗，这对于系统脱敏是否成功很重要。而一个焦虑等级表里的特定刺激事件是否适当，层级的级差是否均匀恰当，取决于患者本人。所定的刺激事件需要患者闭上眼就能想象出来，而且画面清晰具体，并且能真切感受到想象事件和情景所带来的情绪。但如果采用的是现实脱敏法，就不用想象，可以让患者直接面对现实的刺激，例如让患者直接用手去触碰门把。

（3）系统脱敏。

患者在掌握肌肉放松技巧后，便可以进行系统脱敏的练习了。按照上一步设计的焦虑等级表，从低到高逐个等级进行脱敏。先是让患者想象焦虑分数最小的刺激情景或事件，当他能明确感受到焦虑时，向咨询师示意，咨询师指导其停止想象并进行肌肉放松。在患者恢复平静后，重复上述过程。每次患者做完肌肉放松后都要报告自己的焦虑分数，若焦虑分数高于 25，就要放松自己。重复次数没有限制，直至患者在想象事件时不再感受到焦虑，才算是完成了一级脱敏。接着让患者想象高一级的刺激情景和事件，重复之前的步骤，直到想象该级事件时不再紧张。如此类推，让患者逐步适应每一级的情景和事件，最终在最高级的刺激事件中也能心情平静。患者在现实生活中也要积极练习此方法，以巩固治疗效果。

2. 系统脱敏法的发展

系统脱敏疗法的理论基础是学习理论，即经典的条件反射与操作条件反射。基本假设：①个体是通过学习获得了不适应的行为的。②个体可以通过学习消除那些习得的不良或不适应行为，也可通过学习获得所缺少的适应性行为。

类似系统脱敏法的心理治疗方法在中国古代也有运用。据《儒门事亲》记载：王德新的妻子旅途中，在旅舍的楼上住宿，夜逢盗贼烧房子，因受惊而堕下床来。自此以后，每听到声响，便会受惊昏倒，不省人事。家人也只得蹑足而行，不敢贸然弄出声响，逾年不愈。医师戴人诊断后即让二侍女执其两手，按于高椅之上，在面前放一张小桌几。戴人说：“娘子，请看这木头！”便猛击桌，其妇大惊。戴人说：“我用木头击桌，有何可惊呢?”妇人稍显安定，戴人又击桌，惊已显然减缓。又过一会儿，连击三五次，又用木杖击门，又暗中令人击背后的窗子。妇人慢慢从惊恐中平静下来。晚上又叫人击其卧房的门窗，接连数日，从天黑直到天亮。一两个月后，听雷鸣也不惊恐了。

但真正的系统脱敏法，可追溯到20世纪中的一位名叫沃尔普的精神病学家所做的动物实验。在该实验中，沃尔普先是对一只在铁笼里的猫进行电击，而且在实施电击前，还制造强烈的声响。反复多次后，小猫只要看到铁笼或者听到声响，哪怕没有实施电击，都会出现害怕、焦虑等反应。沃尔普把猫饿上几天，再把猫放进有鱼的铁笼里，尽管饥饿难耐，猫还是不敢吃鱼。把猫放在笼子外甚至别的房间，小猫也会出现不同程度的进食抑制。沃尔普认为，那是因为这只猫在实验室中所产生的防御性条件反射已经泛化到其他情景中，也就是说这只猫产生了实验性的神经症。那该如何使这只猫“康复”呢？沃尔普尝试把猫放在离实验室较远的地方，这时候猫并不能清晰地看到铁笼，但仍会产生一些焦虑状况，这时候沃尔普给猫喂鲜鱼吃，一开始猫并不能很顺利地进食，但时间长了，小猫也能自然地进食了。等到下次给猫喂食时，沃尔普把猫进食的位置往实验室方向靠近一点，起初小猫又会出现轻微的焦虑，不能自如地进食，过段时间后，也能适应过来。像这样，每次往实验室方向挪一点点，不断重复，直至小猫在原来受过电击的铁笼里，仍能自在地吃鱼和生活。也就是说，猫“康复”了，不再出现焦虑和恐惧。

沃尔普认为，猫能康复是交互抑制在起作用。进食使猫产生快感，这种快感能拮抗猫原有的紧张焦虑。不过这种对紧张焦虑的抑制能力很有限，仅对轻度的紧张焦虑起作用。因此，沃尔普让猫由远及近，从产生最小焦虑的地方开始适应，每次只增加一点点的焦虑，让猫慢慢地逐步走进原来焦虑感最高的地方并恢复自然的状态。

沃尔普认为，对于人类来说，个体对某一刺激产生焦虑或恐惧反应是一种条件反射的形成过程，如果个体学会一种抑制焦虑的反应，那就能替代原来的焦虑反应，就像用给猫喂食的方式来对抗猫在实验室环境中所产生的焦虑一样，因为人的神经系统不能同时处理两种相互对抗的状态。换句话说，要减除不安或惧怕等“不悦”的情绪反应，就要用相反的“喜悦”情绪反应来抑制它。我们说，一个个体不可能在同一时间内有不同的情绪反应，在很高兴的同时又有很不高兴的情绪，一旦有相反性质的情绪反应，一定会相互作用产生抵制或抵消。譬如，有意制造舒适、安心、愉快、轻松的“喜悦情况”，随时用来作为“抵抗条件”，来抵消害怕、紧张或焦虑的情绪，这就是交互抑制原理。由此，系统脱敏法诞生了，它也被称为交互抑制法。

总的来说，系统脱敏法的原理就是：让求助者通过想象或接触现实，把自己反复暴露在一个能引起轻度焦虑的情景中，并采用全身松弛的方法抑制焦虑，最终使得这一特定情景的焦虑作用失效。

3. 系统脱敏法的注意事项

（1）若有多个不同的场景使患者感到焦虑或恐惧，可以根据不同的场景建立多个焦虑或恐惧等级表。之后对照每一个等级表从低到高逐个等级进行脱敏。

（2）进行脱敏训练时，根据患者个体差异和场景差异设定患者脱敏想象的次数。

（3）在进行系统脱敏时，若首次需要脱敏场景的焦虑分数大于50，则难以仅靠放松训练来降低焦虑程度，也就是说该焦虑等级建立得不理想。所以，在建立焦虑或恐惧等级表时应细致划分，从引发感受最轻的场景开始，尽量使相邻等级间不要有太大的跨度。

（4）如果有的患者用想象和放松的方法来减少焦虑程度觉得很困难，那么可以考虑用其他方法。

4. 系统脱敏法治疗强迫症的案例

案例 1

【患者情况】

小丽，高三学生，女性，16岁，主诉问题是害怕污染。

两年前，她在宿舍水房打开水，打完开水后发现热水器上有小虫在蠕动，小丽立刻有想呕吐的感觉，这使得她对学校每一个地方都觉得不满意，总觉得到处都很脏，不敢碰任何东西，自己的房间不让其他人进入，一旦有外面的东西被带进房间，统统扔出房外，每天多次清洁屋里的地面和家具，以及自己可能接触过的任何东西，手接触过东西后也会多次反复清洗。

【治疗过程】

主要为三个过程：放松训练、建立焦虑事件等级表、脱敏。

(1) 放松训练。

治疗者指导小丽采用身体每部分肌肉紧张和放松交替的方法，让小丽体会到肌肉放松的感觉，从头部开始自上而下放松身体的每寸肌肉。例如，放松咬合肌时，要求小丽使劲咬合牙齿，体会脸颊肌肉、上下颌肌肉紧张的感觉，然后松开牙齿，闭眼体会脸颊肌肉和上下颌肌肉放松的感觉，要配合慢而深的呼吸，反复两次，然后到颈部肌肉，再往下。要求小丽回家也要自行练习放松技巧。

5次会面后，小丽已学会了放松的技巧，能自如地在短时间内放松自己的肌肉，也就是达到了治疗者只简单地使用诸如“放松”、“松弛”等指导语，就能迅速平静下来，进入软绵的、松弛的状态的效果。

(2) 建立焦虑事件等级表。

在治疗者的帮助下，小丽建立了关于“脏”的焦虑等级表：

①看到地上的水（10分）。

②用手拿笔（20分）。

③在课室的椅子上坐下（30分）。

④用手推开门（40分）。

⑤与人握手（50分）。

⑥倒垃圾（60分）。

焦虑等级表建立后，小丽就可以进入脱敏环节了。

(3) 系统脱敏。

治疗者首先让小丽想象一个中性的情景，以了解小丽的表象能力，同时也让她了解下一步所需要做的事情，然后才让她想象焦虑等级中焦虑程度最轻的那个情景，即等级①。

治疗者：小丽，现在需要你想象一些情景，你要尽可能清晰地把情景呈现在你脑海中，这可能会影响你的放松状态，如果你感到焦虑，你可以告诉我。如果你已经能把情景清晰地想象出来，请让你的左手食指竖起来让我知道。好，现在请你想象在自己熟悉的房间里站着，这是一个悠闲的下午，你清晰地看到你房间里的每一件摆设，它的位置，它的形状，它的颜色，你看到窗外的情景，并听到相应的声音。（过了几秒钟，小丽举起她的左手食指，持续了片刻）

治疗者：好，放松，停止你的想象。当你在想象刚才的情景时，你的焦虑增加了多少分呢？

小丽：0分。

治疗者：做得很好，现在开始放松你的肌肉……（做放松指导）。现在你看到地上有一摊水。（过了几秒钟，小丽举起手指，持续几秒钟）好，停止想象，请告诉我，你的焦虑增加了多少分？

小丽：10分。

治疗者：现在请你深呼吸，放松你全身的肌肉。（稍等片刻，并继续做放松指导）重新想象刚才的情景。（重复之前的步骤，第一次焦虑程度是7分，第二次焦虑程度是3分，第三次是0分）

治疗者处理完等级①的事件后，再处理等级②，步骤跟处理等级①事件相同……

二、暴露与反应预防法

20世纪70年代发展而来的暴露与反应预防疗法（ERP疗法）是常常用来对抗强迫症的认知行为疗法。其策略是让患者直接暴露在会引起其焦虑的特定情景中，然后对患者为对抗焦虑而产生的强迫反应行为进行阻止。例如，让过分怕脏的患者，处于脏的环境中，但是禁止其强迫洗手的行为。有研究发现采用此法的患者有65%～75%会出现好转，疗效较好。但这个方法需要患者强大的意志力，因为患者每天都需要暴露在引起焦虑、恐惧的刺激情景中，忍受这些情景带给自己的不良感受，而且不能作任何反应直至焦虑的消退，这个过程是很痛苦的。有的患者就因为无法坚持而最终放弃。

1. 暴露与反应预防法的操作程序

暴露与反应预防法主要包括以下两个步骤：

（1）确定有哪些刺激情景会使得患者焦虑，并把这些情景按照以下标准分成不同的等级：①会使患者感到焦虑的情景和物体，如门把手、与人握手等；②会使患者感到焦虑的观念、想法，像“碰过别人的手，很脏”、“水里都有很多致病细菌”等；③患者重复做的固定的仪式化行为；④会使患者逃避的情景。此步骤类似于系统脱敏法中的建立焦虑事件等级表。

（2）渐进地让患者暴露在引起焦虑的刺激情景中。最开始让其暴露在引起焦虑最轻的情景中，当患者感到焦虑，产生回避或者强迫行为以结束焦虑时，要予以阻止，要求其不作任何反应，持续暴露在刺激情景中，直至焦虑消退。成功以后，再进入下一个引起更强烈焦虑情绪的刺激情景。这里面涉及治疗的两个机制，就是先暴露后阻止。这个过程中，非常重要的一步就是阻止强迫行为和回避行为的反应，因为一旦出现这些仪式化的强迫行为或回避行为，便会早早结束在刺激情景中的暴露，这样的话对患者十分不利，一来患者不能认识到这些难以摆脱的情景并非真正存在的危险，二来患者也不会了解到这些焦虑是可以不用靠强迫行为而自行消失的。所以，要想 ERP 疗法有效果，必须要求患者暴露在刺激情景中，直至之前无法摆脱的焦虑和痛苦自行衰减为止，不允许患者以回避情景或者强迫性的仪式行为来减少焦虑和痛苦。

采用暴露与反应预防法进行治疗需要注意几项原则：

（1）不要保证安全。治疗者应该向接受治疗的患者告知在进行 ERP 治疗时会出现困难，当患者产生顾虑（像“停止洗手会不会因此而致病”）时，治疗者不应保证没有危险性，而是让患者勇于自行判断，不是依靠别人的确认和保证。

（2）禁止出现可“抵抗”的仪式化行为。患者会对引起不同程度焦虑的刺激情景产生强迫行为，对于那些刺激程度较低的情景，患者稍加努力就能“抵抗”掉仪式化行为，那么就要坚持杜绝这些强迫行为。而且治疗中，应把这些易“抵抗”的刺激情景在等级中去除掉，这样那些更可能导致焦虑和痛苦并引起强迫行为的情景才能在 ERP 治疗中得到针对性的关注。

（3）坚持新习得的行为。若患者顺利攻克某一级的治疗任务，像与别人握手后能够做到不马上洗手，就应该告知在日常生活中，与他人握手后也要坚持不洗手这一新的行为模式。

（4）鼓励不断地练习。患者除了在治疗者监督下在治疗时间段中执行暴露任务外，在非治疗时间段中的日常生活中也要保证不断地练习，因此治疗者应该给患者布置家庭作业，用来推进患者的治疗进展。

场所选择上，暴露与反应预防法可选择在办公室、家里等这些容易产生强迫症的地点进行；时间上，通常需要患者在刺激情景中暴露 50 ~ 120 分钟左右，直至刺激任务引起的痛苦和焦虑感明显减轻，不会产生对抗的强迫行为和回避行为为止，这样效果才会比较好。

2. 暴露与反应预防法的发展

暴露和反应预防法最早可追溯到由 Richard Solomon 等人在其工作早期设置的一个动物行为模型，这个动物行为模型与人类的强迫症很像。他们先准备一个盒子，盒子被一个栅栏分成两个小部分，再把小狗放进盒子里，让其可以跳过栅栏在盒里的两个小空间之间自由穿梭。在盒子的两个部分内各有电板一块，各自都能独立地对小狗的爪子进行电击。Solomon 等人通过亮灯后 10 秒给予狗电击来使得小狗出现强迫行为。没过多长时间，小狗就出现了一接受电刺激便从盒里的一个小空间跳到另一个小空间这一习得行为。在多次实验后，小狗还习得了一见亮灯就马上越过栅栏跳进相邻的另一个不出现电刺激的小空间，以此来避开电刺激，即这只小狗出现了对灯光的条件反射。当小狗一产生条件反射，实验者就不再给予小狗电刺激，把电流切断。但是，狗仍会在每次打开灯时，越过栅栏跳进另一个小空间，而且会反复上百次、上千次。明显地，这头小狗已习得了强迫行为，这使得它对电刺激的条件性恐惧水平降低，而且还因此受到负强化，即为了消除厌恶刺激，如痛苦和焦虑，而使得跳栅栏的行为得以维持。实验者们尝试消除小狗这种不断跳跃的“强迫行为”，发现最有效果的方法之一就是当今的暴露与反应预防法。Solomon 等人增高了盒子里栅栏的高度，使得狗无法跳过栅栏进入另一个小空间，再把灯打开，把狗暴露于刺激条件中，狗却无法用以往的行为方式应对。此时，狗呈现出极大的恐惧和焦虑，到处跑叫，随处小便。但渐渐地，狗的恐惧和焦虑反应减少，最终停止了随处跑叫等表现痛苦不安的行为，呈现出平静的状态。从行为学的角度来看，也就是说该实验中强迫行为出现了消退。再重复多次这样的操作后，狗对电刺激的恐惧大大消减，哪怕亮起灯同时降低栅栏高度，小狗也不会再出现不断跳跃的行为。

在20 世纪六七十年代，开始有一些主张行为取向的学者在治疗人类强迫症时，运用上述的治疗模式。例如，治疗者在治疗有强迫洗手行为的患者时，准备一个放有各种垃圾、污泥等脏东西混合物的容器，治疗者自己先把手放进容器里，然后让患者也跟着自己做，把手放进混合物里，并且在相当长一段时间内不允许患者洗手。刚开始时，患者会感到不断增加的强烈的痛苦、恐惧和焦虑，而且急切地想要去洗手。这样的反应，类似于 Solomon 等人做的实验中的小狗在暴露于灯光中，却因栅栏增高，不能跳进另一小空间时的反应。但是坚持下去，患者最终的恐惧感降低，强迫洗手的冲动也慢慢消减，就像实验中暴露于刺激情景中的小狗一样，最终呈现平静的状态。

3. 暴露与反应预防法治疗强迫症的案例

案例 2

【患者情况】

患者女性，23 岁，税务员，因害怕丢失东西、出现反复检查行为达 1 年而入院。患者 1 年前出现担心门未锁好、电插头未拔而反复检查门及插头的症状。8 个月前在填履历表时见“是否发表过反动言论”一栏而开始不敢丢废纸，害怕自己在废纸上写有反动言论。反复检查坐过的椅子，为避免反复检查带来的烦恼和精神痛苦而不敢坐椅子，后又害怕针刺伤眼睛而在睡前反复抖床单，不敢见到针或使用针。因害怕丢失想象中写着反动言论的纸条而不敢打公用电话、购物付款，不敢签字。入院后确诊为“强迫症”，予以ECT治疗和药物治疗两个月，症状无明显改善，在患者要求下进行ERP治疗，同时继续维持原有药物治疗。

【治疗过程】

(1) 确定治疗方案。

引起患者反应的情景是坐椅子、付款、打电话、签字、看到或使用针，引起的行为反应是反复检查、反复询问，为避免这些反应而采取回避行为，如果强行阻止反应行为会引起焦虑不安、担心害怕、手抖、心慌、出汗等症状。该患者适于ERP治疗，暴露的情景是坐椅子、付款、签字、打电话、使用针，预防的靶行为（即要阻止的目标行为）是反复检查、反复询问。计划每一组靶行为进行4~5次治疗，每周2~3次，每次1~2小时。

(2) 治疗前准备工作。

因为ERP在开始阶段会引起患者的焦虑与痛苦，甚至会出现症状恶化，这会影响治疗依从性。所以治疗前对患者进行了支持性心理治疗，对其解释治疗过程，保证症状会有改善，鼓励其树立信心。另外，让患者男友及其表妹参与治疗，使患者获得较多感情支持并受到督促。

(3) 进行治疗。

第一次治疗：针对怕坐椅子，担心掉东西而反复检查椅子这一靶行为进行ERP治疗。让患者将治疗室中10把椅子逐个坐完，每把椅子坐2~3分钟，坐后不准检查。患者坐第一把椅子时较紧张，嘱其进行深呼吸，并闭目冥想自己坐在儿时玩耍的小河边。5分钟后患者平静下来，按要求去坐第二把椅子并且不准检查第一把椅子。患者出现出汗、手抖、心慌，要求抽烟，嘱其深呼吸并冥想外婆就在身边，很安全，患者3分钟后平静下来。这样在治疗者指导下进行深呼吸和冥想的同时，先后坐了5把椅子，均未检查。后面5把椅子由患者自己完成，坐完十把椅子后，患者如释重负，非常惊讶，并且很轻松要求再独自坐一遍椅子。嘱其每天到外边坐椅子并每天记录感受交给治疗者。

第二次治疗：患者害怕看到针或接触针，怕针会刺伤眼睛，怕床上有针而反复抖床单。针对这一组与针有关的症状让患者以线穿针，由于第一次治疗效果好，患者比较配合。患者第一次持线穿针时由于手抖、出汗，十多分钟才完成，然后让患者缝制两个纸袋，最后将针插在床单边上不准随意拔掉，并留作业，每天缝制两个纸袋。患者担心得睡不着，很紧张，但在表妹监督下仍能配合治疗，第二天醒后便不再怕针，并每天缝制两个纸袋交给治疗者，两周后怕针的症状完全消失。

第三次治疗：患者怕签名，怕付钱，怕打电话，这组症状均与害怕丢失写有反动言论的纸条有关。让患者每天在数十张纸上签名，然后丢进纸篓，且不准去检查。首先由治疗者指导监督，以后由其男友及表妹监督。刚开始患者很紧张，禁不住要去检查，被阻止后出现紧张、出汗、心慌、发抖等症状。嘱其深呼吸，并冥想写了一首诗，画了一幅画，紧张逐渐消除，并以自嘲的态度说："以前太傻了，我又不是坏人，怎么写反动言论呢?"通过两天练习，怕签名症状消失，可以独自到护士办公室写请假条。然后在其男友及表妹陪同和监督下到街上购物、打电话、返院后向治疗者汇报经过及感受。患者坚持3天外出购物、打电话后便不再害怕付钱，两周后上述症状基本消除。

【治疗效果】

患者行为治疗前极少走出病房，在外坐过椅子需反复检查4~5遍，不敢上街购物，不敢打公用电话，只能用手机与家人联系。睡前及起床后要反复检查被子床单4~5次，不敢使用针线，经过两周ERP治疗后，上述症状基本消失。患者自认为"经过两周磨炼，又变了一个人"，心情很轻松，并要求出院回单位工作。随访4个月，患者上述症状未复发，仅在上缴报表时仍要检查2~3次，但不影响工作，出院2个月后停用部分药物。

（资料来源：祝卓宏，畅彦春．暴露及反应预防（ERP）合并药物治疗强迫症一例报告．中国心理卫生杂志，1999，13（4）．）

三、厌恶疗法

厌恶疗法（厌恶反应法），主要是让患者的病态反应与能使人产生恶心、厌恶的刺激结合，使得患者厌恶自己原来的不恰当行为，产生新的条件反射，以此来消除原来的不恰当行为。厌恶疗法是属于行为矫正疗法中的一种。

1. 厌恶疗法的操作程序

在多种厌恶疗法中，橡皮筋厌恶法是常见的治疗强迫症的较为简单、操作方便的自我治疗方法。这主要是一种预先在手腕上套上橡皮筋，用于引发疼痛感即厌恶刺激，以制止原已形成的病态行为反应，并固定下来形成新的条件反射模式。具体操作步骤如下：

(1) 强迫行为一旦有要出现的冲动，就开始拉手腕上的橡皮筋来弹击。

(2) 橡皮筋的弹击力度必须够大，要使患者能明显感受到疼痛。

(3) 橡皮筋弹击时必须专心计数，要在强迫行为冲动反应消退后才能停止弹击。

(4) 刚开始时，橡皮筋的弹击次数可能会比较多，持续的时间也会比较长，但坚持下去，时间和次数应会日渐减短和减少。若每一次都需要弹击300次以上也不能使强迫症状消退，则需要考虑是否在弹击方法上出现了问题，若确定方法是正确的，则需要考虑是否是该法对患者的病症没有效果。

(5) 必须每天对治疗做记录，记录下每天弹击了多少次，每次弹击了多少下，用以了解治疗效果的进展情况。

除了用橡皮筋作为厌恶刺激外，还可以使用其他的厌恶刺激。医生Philpot治疗强迫观念时，也使用过类似的方法，他用的不是疼痛刺激，而是憋气。也就是要求患者每当出现强迫观念时就采用憋气的方法来引起难受、憋闷、窘迫的感觉，以制止强迫观念的出现。也有的治疗者采用想象厌恶疗法，通过把想象的厌恶情景与强迫行为联系起来，从而达到矫正不良行为的目的。

2. 厌恶疗法的原理

实际上，厌恶疗法并不是现代产物，而是很早就出现了，中国古代就有利用厌恶法来帮儿童戒奶的记载。在我国古代农村，妇女为了避孕而延长哺乳时间，因而有的儿童甚至到了7岁还不断奶，并形成了吃奶的习惯。所以，给这些儿童断奶，便很困难，光是用说教的方法效果并不好。于是，在民间有人就采用类似于厌恶疗法的方法：把黄连等苦味药材涂在乳头上，使得儿童吸吮时尝到不喜欢的苦味，很快就不再要求吸吮母乳；还有一种方法就是把难看的颜色涂在母亲乳房上，使得要吮奶的儿童看见了觉得害怕，不敢再去吮乳，最终达到断乳的目的。当然，在那个时候人们并没有那么多想法，虽然运用的是厌恶疗法，但并不能把其原理揭示出来。

厌恶疗法属于行为疗法的一种，行为疗法的原理基本都相同，厌恶疗法也不例外，其原理来自巴普洛夫的条件反射以及斯金纳的操作条件反射理论。厌恶疗法认为，不合适的和异常的行为，是通过生活经验尤其是创伤性的心理体验而习得并形成条件反射保留下来的。因此，要重新形成健康合理的行为，改变病态行为或消除行为障碍，也可以通过再学习和强化等手段来形成新的条件反射。利用负强化，把恶心呕吐、电刺激、疼痛、责备等厌恶刺激，与患者想消除的病态行为结合，与原来的障碍行为反应对抗，并重新形成条件反射，最后实现纠正不合理行为的目标。

3. 厌恶疗法治疗强迫观念的案例

案例 3

橡皮圈厌恶疗法

【患者情况】

胡某，女，22岁，未婚，待业，高中文化程度。患者6年前出现怕丢东西的精神症状，每到一处总担心自己的东西丢在那里，因此反复检查，明知没必要但控制不住，尤在外出住旅馆时为甚。患者很痛苦，曾到北京医科大学求治，拟予“森田疗法”治疗，因故未能实施，服用氯丙咪嗪，效果不显。

【治疗过程】

患者来心理门诊求治，根据《中国精神疾病分类方案与诊断标准（第二版）》诊断为强迫性神经症——强迫观念，采用厌恶疗法治疗：橡皮圈抑制法。要求患者在出现怕丢东西的强迫观念时，即用力拉弹橡皮圈使自己有疼痛感并计拉弹次数，每日记录，至强迫观念消失为止。

第一周：每天出现上述强迫观念2~4次，每次拉弹橡皮圈30~60次，强迫观念消失。

第二周：每天出现强迫观念1~2次，拉弹橡皮圈5~20次即可消失。

第三到七周：强迫观念每天最多出现1次，拉弹橡皮圈3~5次即可消失。

第八周：未再出现强迫观念，即脱掉橡皮圈。

此后虽有类似想法，但很快消失，追踪随访，至今未再复发。

（资料来源：石寿森，黄车白．厌恶疗法治疗强迫观念1例．滨州医学院学报，1995.（1）.）

案例 4

想象厌恶疗法与放松疗法结合

【患者情况】

姓名：王××；年龄：11岁；小学四年级学生。据其母亲讲，王××出生后一直和父母在一起，父母对他照顾得比较周到，从幼儿园到小学身体一向很好。王××性格外向，活泼好动，与同学能很好地相处，学习、办事比较认真仔细。

【主诉情况】

患者由班主任和其妈妈陪同来到心理咨询室。孩子坐下后，眼睛开始向四周环视，当发现墙上挂着的那幅“三头六丑”图时，认真地看了起来，但他左手的拇指和食指一直在一张一合地不停地动。班主任看见心理咨询老师在观察孩子的举动，就说：“我就是为孩子的这种异常的动作才领他来的。”于是她详细地介绍了孩子的情况。

一次上作文课，语文老师布置题目后，让大家当堂写，并规定交作文时记录完成的时间。老师在教室边走边看学生的写作情况，当走到王××跟前时愣住了，只见他伏在桌上，右手拿着笔，在作文本上认真地写着，左手轻轻地放在作文本的下方，奇怪的是，拇指和食指有节奏地在一张一合地弹动着。老师拍一拍他的肩膀，用手指一下他的左手，他抬起头，不好意思地笑一笑，左手指的动作也停止了。可当他又埋头写作文时，左手又重新有节奏地弹起来。后来，语文老师到办公室把这现象跟其他老师说了，从此各科老师都发现了他边听课边伴随着弹手指的动作。

一天放学后，老师把他叫到办公室，问起他关于弹手指的事。他说在读小学二年级的时候，教语文的老师有病住院了，学校请了位代课教师，他上课时每说几句话后面就带个“啊”字，而且老师边说边弹动着拇指和食指，同学们都笑了。老师大发雷霆，把大家训了一顿，以后再没有同学敢笑老师了。他觉得很好玩，就在座位上一边弹动着拇指和食指，一边数着老师讲课时说的“啊”字，下课时他算出老师共说出127个“啊”字。从那时起，他就在课堂上出现了下意识的弹动手指的动作，有几位老师曾让他改掉这个毛病，他也下了好多次决心，但怎么也克服不了。

上课时，如果有意识地不让手指弹动，他就觉得非常难受，总觉得有件事没有做，听不进去课。现在习惯了，虽然上课时伴随弹手指的动作，但一点也不影响听课的效果。

接着，王××的妈妈说：“这孩子是去年随我们工作调动从外地转来的。这孩子小时候就很聪明，到这个学校后不到半年就成为全年级有名的好学生，而且还被学校推荐为代表，参加全市的小学生作文比赛，拿了一等奖，班里的同学推选他当学习委员。这孩子平时让我们很省心，就是这个毛病让我们着急，在家里做作业、看电视就出现这个毛病，只要是坐着，左手不拿东西就得弹手指，拇指都磨出了茧子。”说完，抓起王××的左手让咨询师看。

【治疗过程】

第一次咨询：做摄入性谈话，把来访者的家长和老师请来，当着他们和患者的面讲明这是学龄儿童中常见的一种心理障碍，叫强迫性神经症，属于强迫性行为中的仪式动作，大家都不必担心，只要肯接受心理治疗，很快就会消失的；同时进一步对王××说明他的问题的性质及程度，努力建立良好的咨访关系，为下一步的咨询打好基础。

第二次咨询：指导王××学会在放松的基础上使用想象厌恶刺激疗法。

咨询师：请你深深地吸一口气，然后迅速吐出。有什么感受？

王××：好像身子没劲了。

咨询师：闭上眼睛，把注意力集中于身体某一部位，暗示自己放松。

王××：和刚才感觉差不多，身子没劲。

咨询师：再用刚才的两种方法做做。看看还有什么问题。

王××：我会了。

咨询师：好。下面让我们尝试另外一种方式。请你根据我的描述进行想象：在上语文课的时候，语文老师让大家在笔记本上造十个句子，教室后面坐着几位前来听课的老师，你正在造句时，几位老师都发现了你的两个手指在弹动，你觉察到了，这时你有什么感受？

王××：很不好意思，特别扭。

咨询师：这时校长进来了，也看到了这种情景，冲你笑了，而且还摸了一下你的左手。你的感觉怎样？

王××：更不好意思了。

咨询师：好，现在做放松。你的感觉怎样？

王××：好多了。

咨询师：同学们看到校长和听课的老师在看着你，也都从各处看你，你这时的感觉怎样？

王××：太不好意思了。

咨询师：现在立即做放松，看看你的感觉又会怎样？

王××：不紧张了，感觉挺好。

咨询师：好，继续进行。这时老师和校长都注视着你，突然你左手的拇指和食指不弹动了，大家都看着你高兴地笑了，你现在的感觉又怎样？

王××：真是太好了。（脸上露出了笑容）

类似这样的想象共反复进行了十多次，并嘱其回家后按照这样的方式反复进行练习。

第三次咨询：要求家长指导王××在家中进行。要求家长说类似话语，如："你正在写作业，左手两个手指不停地弹动。这时你表姐走进屋里，说：

‘这么大孩子，弹手指多丢人。’你有什么感想?”又如：“你看着表姐，手指不再弹了，仍认真地写作业。表姐又说：‘我小弟不弹手指了，真是个好孩子。’你的感觉怎么样?”要求每周一次，每次进行10~15次的想象。

第四次咨询：指导王××在课堂听课时将手放在课桌上，并用橡皮筋或布把食指与中指套上，限制其来回弯曲。

第五次咨询：王××的这种仪式性动作终于解除了。咨询师给予了鼓励。

（资料来源：刘丽红．走出强迫　迈向快乐．中小学心理健康教育，2009.9.）

四、森田疗法

森田疗法是最常采用的针对强迫症的心理疗法之一，创立于20世纪20年代，是日本慈惠医科大学的森田正马教授针对神经症创造出来的一种特殊疗法。森田疗法强调顺其自然、为所当为，是一种与行为疗法和精神分析法具有同样重要地位的心理疗法。森田疗法是在东方文化背景下创造的，其内在的基本理念，尤其是顺其自然的治疗原则，透露出浓重的东方色彩。因此，森田疗法是一种较适合东方人的治疗方法，在我国也很受欢迎。

精神交互作用的学说是森田疗法的理论核心。森田教授提出：“如果个体把注意力都集中在某种感觉上，那么该个体会处于对这种感觉反应敏锐的状态，对这种感觉的敏感性反过来使得个体对此感觉的注意力更加集中，使得注意力在该感觉上固定住，而这种感觉和注意相联系的交互，越发夸大其感觉，这一连串的过程，就是精神交互作用。”森田教授认为神经症形成的原因正是精神交互作用。这跟医学生综合征相似：学医的学生在学校里学到关于肺结核等严重疾病的课程时，会发现肺结核的一些症状如乏力、咳嗽、地热等也会在自己身上出现，进而怀疑和担心自己也得了肺结核这种疾病。在这样的精神状态下，人联想到什么就以为现实是什么，而且这些以为的内容是非常主观的，脱离真正现实的。

因此，强迫症患者在遭遇强迫观念袭击时，一定要小心精神交互作用是否已经在自己身上出现。任何事都让它顺其自然，不用刻意地驱除强迫观念，强迫观念就会自然而然地消失。

森田教授提出治疗强迫神经症的关键是破坏精神交互作用和神经质的性格，核心方法就是“顺其自然，为所当为”。森田疗法包括了门诊治疗和住院治疗两种治疗形式。用森田疗法治疗神经症普遍都有很好的效果，但针对强迫症来说，该疗法对单纯的强迫观念效果较好，而对强迫行为不太适用。

1. *森田疗法的治疗原则*

对强迫症患者实施森田疗法进行治疗时，要先让患者看清楚强迫症的本质是什么，自己的症状是如何产生的，强迫症有什么样的性格特征。弄清楚强迫症是什么疾病对该病的治疗起着关键的作用。有的患者在了解自己强迫症状的本质后很快病情就好转了。通常在治疗过程当中有三个基本原则需要遵循，分别如下：

(1) 顺其自然。

森田疗法里最核心的基本原则是"顺其自然"。森田教授觉得，当强迫症状出现时，越是努力刻意去克服，就越会加重患者的内心冲突，增加患者的苦恼，还会导致症状更加突出。森田教授认为在出现强迫症状的时候，要对其不关注、不在乎，既来之则安之，接纳症状的存在，不把它看做是特殊的、有问题的，顺其自然，平常对待。因为，对由不得自己控制的事情，苦恼焦躁是于事无补的，只能接纳客观现实。就像我们不能控制天气的好坏，如果坏天气来临，虽然有时会影响心情，但我们仍会坚持去做该做的事情。顺其自然不等同于放任自流，而是患者接纳自身的情绪和症状的自然出现，同时带着症状正常地生活，该做什么就做什么。

但实际上，有不少患者错误理解或过于简单地理解森田教授所提出的"顺其自然"，因而对森田疗法的治疗效果产生怀疑。患者只是理解"顺其自然"的字面含义，认为"顺其自然"就是"放任自流"，就是不控制自身的问题，任由症状持续发展，任由痛苦持续下去。患者可能会因为误读"顺其自然"而让自己继续强迫下去。

因此，采用森田疗法就要对"顺其自然"有正确的认识。那什么是"自然"呢？"自然"就是"自然的规律"，就像黑夜与白昼的交替、天气的晴雨变幻等，都体现了大自然的规律，这都是不以人的意志而改变的，人类也必须接纳这样的规律并顺应这些规律，只有这样才会生活得快乐。如果人类总在不满，抱怨为什么黑夜会来临，或者抱怨阴郁的天气的存在，就背离了"自然的规律"，其结果必然是痛苦和纠结。

自然规律同样也在人类身上体现出来，因为人也是大自然的一部分，就像情绪的涌现就是不能为人本身所左右的，情绪自出现到消失是有一定的程序和经历一定的时间的。若我们接受情绪，遵循情绪，它自然很快就完成其本身的程序而消退，反之，和情绪对着干反而会越发激化情绪。例如，学生要参加重要考试，自然会出现焦虑、紧张等感受，这本是很正常、很普遍的心理反应，如果此时学生不去关注自己的情绪而是投入到该做的事情中，焦虑等情绪就随之减弱甚至消失，从而转化为学生用功复习的推动力；而如果学生认为出现焦虑、紧张等情绪是不应该的，甚至企图阻止这些感受的涌现，就背离了情绪的“自然规律”，反而会使得紧张和焦虑感越来越明显。再举一个社交恐惧症患者的例子，该患者性格内向，在和陌生人接触时很容易紧张和不知所措。他觉得这样很不好，认为自己不应该这样，硬是要求自己不可以在陌生人面前表现出不自在，结果却适得其反，他越想控制却越是感到紧张，甚至连与熟人接触都感到紧张了。究其原因，是他与自己的“自然规律”背离了。既然他本身性格内向，那么他与陌生人见面、接触、交谈会腼腆和害羞，感到不自在和紧张是非常正常的，而且这些表现在每个正常人身上或多或少也会存在，是很普遍的反应。同时，性格是很难在短时间内改变的，他不容许这些“自然规律”存在，还与之对抗，肯定会得到痛苦的结果。

除了情绪，人类自身还存在有另一种“自然规律”，那就是人本身必然会不时地出现一些无聊的、搞怪的、罪恶的、可耻的念头，也就是我们的杂念。和情绪一样，杂念也有其自身的从出现到消退的一套程序。如果我们能接纳这些无意义甚至有点可怕的杂念的存在，不去在意它们，那么这些杂念就不会纠缠我们，会很快随着时间消退。相反，倘若我们关注它们，企图阻止、压抑、反驳它们，那么这些杂念便会大大影响我们的生活，成为束缚我们的枷锁。举个例子，有一个各方面都很优秀的学生，某天在课堂上脑中突然闯进这样一个杂念——我要杀掉我的老师。当这个念头冒出来后，该学生感到很害怕，开始不断谴责自己为什么会出现这样的观念，觉得自己很罪恶，不应该有这样的想法，却逃不出这个杂念的萦绕，形成了强迫思维。分析该学生为什么会有这样的念头，其原因也不难理解，该老师对学生的学习有着非常严格的要求，使得学生的心理压力很大，学生出现这样的念头也许是在潜意识中对沉重心理压力的一种宣泄。在该案例中，让学生理解“潜意识”也许比较难，但如果该学生事先能了解到出现杂念是一种自然的、正常的现象，他就不会抓住自己无意出现的这个杂念不放，就会让杂念自行消失，也不会形成强迫观念。

以上所说的是对“顺其自然”中“自然”含义的理解，那么如何去理解“顺其”二字呢？其实并不难，就是在了解“自然”的情况下，不去理会那些存在着自然规律的杂念和情绪。打一个比方，我们的思想原来就像一池平静得没有一丝波澜的湖水，往湖水投小石头激起层层涟漪，就像我们生活中出现的种种杂念和情绪。那么如何才能阻止湖面的波澜激荡？是持续向湖中投石子，或者用树枝搅平湖面，还是任其自行消退？当然应是不理不管，任其逐渐消失。“顺其自然”就是上述的这种不理不管。

（2）为所当为。

对强迫症患者来说上面提及的“自然”是痛苦的，那么如何能有效地做到“顺其自然”呢？这就需要“为所当为”。所谓“为所当为”就是在做到“顺其自然”的同时，把注意力集中在自己该面对的客观事物中，该睡觉睡觉，该吃饭吃饭，该学习学习，该工作工作，做自己日常生活中应该去做的事情。诚然，强迫症患者们有个共同的特点就是关注情绪，容易感情用事。在实施“为所当为”的初期，患者仍会为那些挥之不去的杂念而感到痛苦，但是只要患者相信，这些自动冒出来的杂念、情绪最终会自然而然地消失，接纳它们的存在，不注意、不理会它们，“与其想，不如做”，全心全意投入到现实生活中该做的事情上，这样的话，那些不受控的情绪、杂念会在你投入做事的过程中不知不觉地消失掉。

我们也经常发现，有患者会采取逃避痛苦的态度对待自己的强迫症状。例如，因为惧怕沾染疾病而拒绝外出，因为害怕说错话而拒绝与他人接触和交往。实在无法逃避的时候，就对人对事敷衍了事。这样的态度其实并不利于患者对现实生活的适应。如果患者希望改变自己，就必须做到不管感受到多少痛苦，都忍受住并把注意力集中在现实生活中去，忍受着痛苦的同时做该做的事情，坚持这样才可以在不知不觉中改善自己的症状。例如，恐惧细菌的患者需要坚持打扫卫生，一边忍受着“脏”带给自己的难受，一边坚持像其他人一样打扫；害怕与人握手的患者，一方面要允许自己内心的恐惧和逃避冲动的存在，另一方面也要带着这样的情绪与他人接触交往。这就如要学会游泳，必须带着对水的恐惧跳入水中实实在在地学，逃避水是永远学不会游泳的。因此，患者希望不忍受痛苦，舒舒服服地进行平常生活，是不可能改善自身的强迫症状的。只有当患者把原来过于集中在自身问题、情绪的注意力转移到外部世界才不会加重症状，并在实际生活中一点点体会成功的快乐，才会自然淡化症状直至消退。也就是提倡患者带着症状像正常人一样地生活。

下面我们来看看两位患者关于“为所当为”的心得：

患者A：我把自己全然暴露在这种疾病下，但这都是有意识的行为，我知道“我待会儿会弄脏手”或“我待会儿要右转”，我知道“这会让我很焦虑，因为我有强迫症”。我刻意让自己进入这种情况，我知道我会有不安、焦虑的感觉，但是我会继续开车，或万一手弄脏了不要急着清洗，因为我知道不会发生任何事。

患者B：我能感受到强迫症的发作，我早就对此有准备了，因为我知道某些情况通常会导致我强迫症发作，我会心想“要发作了”。一旦发作我会告诉自己“发作了”，但是我不能有强迫行为因为这只会火上加油，这种所谓的“正念”是人人都该练习、拥有的工具，重点就是意识到自己的行为，坚持做该做的事情。

(3) 保持自信。

强迫症患者大多都是完美主义者，做事情追求尽善尽美，对自己要求严格，近乎苛刻。而事实上完美的人和事都是不存在的，失误、瑕疵都可能会在任何难以预料的时候出现。如果一味苛求完美，只会使自己一直置于失望、挫败的境地，从而变得不自信。当客观现实与患者主观愿望不相符时，就害怕事情会变得不完美，还会夸大自身的缺点和弱势，认为自己不如别人，认为什么事都做不好，并为此自卑自责，苦恼不已。自信不是凭空练就出来的，而是在努力做事的过程中慢慢产生的。很多过度追求完美的人做事往往思前想后，一再三思，顾虑很多，总认为自己一切准备好了，准备完美了，才能开始行动，其结果往往是因为自认为没有准备充分，一直没有行动。而且总是把不行动归为自己信心不足，而这种想法是荒谬的。例如，怕与人接触会传染上疾病的强迫症患者总认为自己还没有足够的信心去与人接触交往，并以此为理由，迟迟不“为所当为”，不去尝试与人正常地交往、交谈，其结果肯定是对其症状没有任何改善。因此，患者要相信自己，在犹豫是否要行动时，就要放开胆子去做，即使信心仍旧不足并且有可能失败也不要害怕，去做该做的事情，因为只有努力去行动才有成功的可能。

2. 森田疗法的治疗特点

(1) 不管过去，注重现在。

森田疗法提出，神经症患者的发病是本身具有神经质倾向的患者在现实生活中遭遇到诱发事件而引起的。森田疗法提倡“现实原则”，主要是指不关注患者以往的生活经历，而是把注意力放在患者当前的现实生活上，鼓励患者在正在经历的现实生活中开始改变，让自己现在的现实生活充满活力。

(2) 不需工具，着重生活。

森田疗法不需要特别的治疗工具和设施，但提倡患者要在正常的现实生活中以正常人的方式去生活，在实际生活中改变自身不合理的认知和行为反应方式。此法主张患者在生活当中医治，在生活当中改善。

(3) 不问症状，重视行动。

森田疗法认为，症状只是患者表现情绪变化的形式，是主观感受的表现。森田疗法不提倡把注意力放在情绪上，认为应该关注患者的积极行动，因此，森田疗法并不关注症状，而是把重心更多地放在行动上，主张以行动改善性格，认为像健康人那样行动才能成为健康人。

(4) 陶冶性格，扬长避短。

森田疗法觉得，性格并非一点都不能改变，但也不是能随着主观意愿而随意改变，性格是相对稳定的。每一种性格都没有对错之分，但都有其消极的一面和积极的一面，神经质性格也不例外。具有神经质性格的人，其优点是善于自我反省、做事勤奋、认真、实在、有责任心；其消极面是过于追求完美、自卑、过于敏感谨慎、把自我缺点夸大。因此，患者应积极投入到社会生活中去磨炼自己，在生活中发挥自己性格的长处，要留意并控制自己性格的消极面，尽量把自己的性格缺点对生活的消极影响降低。

3. 森田疗法的操作程序

森田疗法包括了住院式森田疗法、门诊式森田疗法等不同的治疗方式。对不同治疗方式的采用，要依据患者症状的严重程度以及其社会功能的受损程度来决定。不过不管是哪一种方式，其背后的指导原理都是一样的，也都需要患者学习森田疗法的理论，并在治疗者的指导协助下，逐渐改善患者的性格特点，抑制患者的精神交互作用，将患者的精力指引到积极的生活和工作中，以使患者在行动中体验生活和自信。

(1) 住院式森田疗法。

住院式森田疗法主要适用于症状较严重的患者，他们的社会功能受损程度较大，正常的生活、学习和工作已难以维持。住院使得患者隔绝了外部世界，让他们处于一个新的环境，使他们的治疗不被打扰。住院式森田疗法一般分治疗准备期、绝对卧床期、轻作业期、普通作业期和生活准备期五个阶段，前后大概要40天。

治疗准备期。在该阶段中，治疗者需要告知患者其症状是属于心理疾病，可以采用森田疗法来进行治疗，还需要向患者介绍森田疗法的原理、过程及其疗效，在患者了解并同意使用该疗法后，要求患者承诺对治疗积极配合。

绝对卧床期。绝对卧床期需要时间为4～7天。在该阶段需要患者住进一个对外封闭的单人病房，除了吃喝拉撒，其余时间必须安静地躺在床上，除此之外严格禁止任何其他的活动，像交谈、抽烟、阅读、会客、散步等都是一律不允许的，由护士对患者进行监督和护理。主管的治疗者每天查房一次，不管症状只是监督并支持患者坚持和忍耐。要求绝对卧床是为了让患者放松身心，祛除疲惫；形成对症状，如焦虑、烦闷等接纳和忍受的态度；激发患者的生存欲望。在这个阶段，患者的心理会经历从平静、烦躁、挣扎到强烈地想摆脱该状态、想下床去做事等一系列的变化过程。

轻作业期。轻作业期需要时间为3~7天。在该阶段中，要求患者每天卧床时间控制在7~8小时左右，白天可以到室外呼吸新鲜空气和晒晒太阳，晚上需要写治疗日记，早上起来和睡觉前要求朗诵读物，但除此之外仍旧不允许进行其他活动，如交谈等。在上一阶段，患者已经历了从无聊到想工作这个心理过程，在该阶段里，逐渐放松对患者活动的限制，允许进行少量的工作。这个时候，患者摆脱了无聊、焦虑等症状，能体会到活动、工作的乐趣，并希望能参与更多活动量更大的劳动。治疗者在此时也会对患者写的治疗日记进行指导和批改。

普通作业期。普通作业期需要时间为3~7天。在该阶段中，患者不再住封闭病房，转而住进开放病房，并参与森田治疗小组的活动。每天需要参与日常性的劳动，如浇花、打扫、文体娱乐活动等，需要继续写治疗日记，并交与医生批阅。治疗者仍旧不管患者的症状情况，只是要求患者继续投入到工作、劳动中。该阶段中，患者通过劳动，体验带着症状去正常生活的感觉，体验着接纳自己的症状，并把这种状态养成习惯。

生活准备期。该阶段是治疗的最后阶段，大概持续7~10天，是为恢复、回归现实生活做准备的阶段。在该阶段，患者要开始去适应外界，并为此做一定的训练。患者依旧写治疗日记交与治疗者批改，治疗者也需要不时地与患者交流和进行指导，并给出日记评语。最后，允许患者走出医院进入现实生活进行适应性的训练，准备好出院。

（2）门诊式森田疗法。

门诊式森田疗法适合症状较轻，对生活和工作影响不十分严重的患者。要求患者阅读关于森田疗法的读物，记录日记，去专门的门诊接受治疗者的生活指导和日记指导，一个疗程用时约为两个月到半年。

门诊式森田疗法的基本要点是：通过体检先排查是否存在生理性躯体疾病的可能，打消患者的疑虑。要求患者了解森田疗法的思想，顺其自然，开始去接纳自己的症状，不要排斥症状的存在。要求患者“为所当为”，也就是忍受症状的痛苦去投入正常生活和工作，把对自身痛苦的注意力转移到外部活动上，使症状在工作中减弱或消失。要求患者不要惦记自己的症状。患者要坚持写治疗日记，并由治疗者定期批阅。与此同时，也要和家属沟通，要求家属切莫和患者谈病情，也不要把患者当病人看待，对其要如对待正常人一般。

4. 森田疗法的理论发展

森田疗法的理论体系主要是来自森田教授对自身体验和治疗实践的总结，而非其他理论的衍生或者实验结果的推论。

森田教授自己本身也曾经是一个强迫症患者，这可追溯到森田的成长经历。1874 年 1 月 18 日，日本高知县的一个小学教师家庭诞生了家里的第一个孩子，他就是森田正马。森田的父亲对孩子很严厉，特别是对这位长子更是寄予了很高的期望。因此森田很小的时候就开始跟着父亲学习读书、写字，5 岁就开始上小学，放学后还会在父亲的要求下继续阅读史书和古文。森田到了 10 岁的时候，父亲还要求他每天晚上背书，背不完书就不准睡觉。在当时，森田所就读学校里的学习任务已经很繁重，再加上父亲所规定的学习任务，森田觉得压力很大，慢慢地对学习产生了厌烦。每天早上，森田都缠着大人，哭哭闹闹地不愿去学校，他的状态也就是现在所说的“学校恐怖”，这与他被父亲逼迫着读书有很大的关系。

森田 7 岁的时候，他的外婆过世了，母亲因为太过悲伤，曾经一度处于精神恍惚的状态，而在次年，他的祖父也去世了。这个家庭笼罩在不幸阴霾中的时候，森田无意中在寺庙里发现了关于地狱情景的彩色壁画，有人下地狱后的惨景，还有上刀山下火坑的画面，森田马上感到心惊胆战。这些恐怖的画面一直萦绕在年幼的森田的脑中，并留下了深刻的印象，这些记忆使得成年后的森田在其理论中提出“死的恐怖”一说。

由此可以看到，神经质倾向已经在年幼的森田身上体现出来了。他也写了一本书，名叫《我具有神经性脆弱素质》，描述了自己的神经质症状。书中提到，他 12 岁时仍有夜尿症，16 岁时经常有头痛的毛病，而且还时常容易感到疲惫，出现心跳过快的情况，并时时为自己的病况忧虑，这就是森田的“神经衰弱症状”。森田在很小的时候就患上了夜尿症，为了不把被褥弄湿，森田常常是在床铺上铺草席，有大人有意以嘲笑的口吻问他：“干嘛要铺草席呢?”森田生气地回答：“不尿床!”他的回答是对嘲讽的愤怒的反抗，但实际上内心很难受，在他后来的著作中提到“不要责备小孩的夜尿症，孩子得到的嘲笑、挖苦越多，症状越容易恶化”，这也许是源于其切身体会。年幼的森田因为患有夜尿症而深感自卑，不过后来听说当地的名人坂本龙马先生童年时也患有夜尿症，才稍感安慰。中学时，森田患上肠伤寒，在处于恢复期的某个晚上，突然出现心跳过速。在高中和初进大学的时候，森田总是神经衰弱，曾去东京大学就医，诊断为脚气病和神经衰弱，于是长期用药治疗。大一的时候，森田父母曾因忙于工作，不记得邮寄生活费给森田长达两个月，森田以为父母反对他上学，觉得很生气，甚至想在父母面前自杀，于是一气之下，什么也不管地拼了命去学习，暗下决心就要学出点本事让家人瞧瞧。那段时间内，他药不吃，病也不治，就是豁出去地学习，在考试中取得非常好的成绩，而且之前的神经衰弱、脚气病之类的病症也不知在什么时候就悄悄地全部没有了。

森田的这些人生经验，使得他在之后提出了神经质的本质论及疑病素质论。他提出神经衰弱实际是想象出来的主观推断，并非真的是衰弱。具有神经质倾向的人本性上有着强烈的存活欲念，是一直坚持努力的人，而症状出现的心理原因正是精神交互作用。而森田教授曾亲身体会到"放弃治疗"的心态反而能治疗神经症，这是一个很重要的发现。

从上述资料可发现，森田疗法的理论内容都是从森田自身的痛苦经历中总结获得的。当然，光是他自己的经历和体验是不够的，森田先生多年来还在实践中仔细观察神经症患者的病症表现，关注患者的变化发展，把观察到的现象和结果与自身的经历和体验进行比较；查阅相关文献时，也将其中提出的较有效的治疗神经症的方法一一进行实践，在当时流行的治疗方法中，如说理疗法、安静疗法、作业疗法、生活疗法等，提取其中有效的部分组合起来，结合自己的经历和体验，最终形成了自己独特的心理治疗法。

5. 住院式森田疗法治疗强迫症的案例

案例 5

【患者情况】

患者，男，24 岁。7 年前开始经常反复关门和关水龙头，总觉得门没关严，水龙头在滴水，精神紧张或人际关系欠融洽时症状加重。曾间断服用 5 - HT 再摄取抑制剂，但疗效不显著。心理门诊检查：YaLe - Brown 强迫症量表（Y - BOCS）评分 17 分，排除器质性疾病后给予实施住院式森田疗法。

【治疗过程】

（1）治疗准备期。

向其阐述治疗的基本程序，因治疗时间长患者对治疗表示出犹豫，但经劝说后同意接受治疗。

（2）绝对卧床期。

7 天。封闭式生活，除就餐、洗漱和如厕外，不得下床，不得阅读、会客、通话、娱乐等。第1天，患者尚适应，第2天患者觉得烦恼，有下床反复关门、关厕所水龙头的行为，第3、4天情绪波动加剧，表情痛苦，不时叹气，有强烈地与人交往、中止治疗的想法，经劝说后坚持治疗，第5天后渐又适应。

(3) 轻作业期。

5天。在封闭式院内让患者扫地、擦玻璃，回治疗室可绘画等，保持每天卧床8小时，对患者因强迫症状产生的痛苦表述不加干预，让其写短日记，尽量只记录直观的感性体验，让患者避免复杂的精神心理活动。这一阶段，患者强迫行为和强迫思维明显减少，自觉症状缓解。

(4) 重作业期。

5天。让患者参与较重的体力活动，除草、搬东西、帮厨，在治疗室可阅读森田疗法的专著。让患者写日记，只写工作体验，不谈病情。医师每天阅读，发现患者工作体验愉快，要求与人交往欲望渐强，但仍有少量强迫思维的记录，不予干预，医师劝说其坚持治疗。

(5) 生活锻炼期。

10天。每天回单位工作，晚上回治疗室延续治疗，继续阅读森田疗法专著，可写短篇读后感。继续写工作记录，医师每天阅读，发现强迫思维进一步减少，表明治疗有效。

(6) 效果检验期。

YaLe - Brown 强迫症量表（Y - BOCS）评分10分，患者主观体验好转，强迫思维和行为明显减少，治疗有效。

（资料来源：陆景丽，高飞．森田疗法治疗强迫症1例．临床军医杂志，2009，37（4）．）

6. 森田疗法推荐读物

[日] 森田正马著，臧修智译：《神经衰弱与强迫观念的根治法》，人民卫生出版社2008年版。

[日] 森田正马著，臧修智译：《神经质的实质与治疗——精神生活的康复》，人民卫生出版社2006年版。

[日] 森田正马著，水谷启二编，王主承等译：《自觉与领悟之路——奉献给因患神经症而烦恼的人们》，复旦大学出版社2002年版。

[日] 大原健士郎著，武锐译：《心灵桑拿——森田疗法心理处方》，文汇出版社2004年版。

[日] 大原健士郎著，石碧译：《心灵困境——焦虑与忧郁的解剖》，文汇出版社2004年版。

[日] 大原浩一、大原健士郎著，崔玉华、方明昭译：《森田疗法与新森田疗法》，人民卫生出版社1995年版。

[日] 冈本常南：《顺应自然的生存哲学》，北京大学出版社1994年版。

[日] 冈本常南：《克制自我的生活态度》，北京大学出版社1991年版。

[日] 长谷川、洋三著，李治中等译：《行动转变性格——森田式精神健康法》，人民卫生出版社1992年版。

[日] 高良武久著，康成俊、商斌译：《森田心理疗法实践——顺应自然的人生学》，人民卫生出版社2004年版。

[日] 青木熏久：《焦虑不安与自我调节》，人民卫生出版社1995年版。

[日] 增野肇：《森田式心理咨询》，复旦大学出版社2004年版。

[美] 大卫·雷诺兹著，汤宜朗译：《构建生活》，中国家社会科学出版社2000年版。

施旺红：《战胜自己——顺其自然的森田疗法》，第四军医大学出版社2009年版。

五、认知领悟疗法

认知领悟疗法是通过给患者解释其病因，从而使患者改变对自己的行为反应的认识，并因为认识的改变及有所领悟而减轻或消除症状的一种心理疗法。认知领悟疗法出现于20世纪80年代，创立者是中国著名的心理治疗专家钟友彬先生。他将中国实际情况、人文情况和心理动力学原理结合起来设计出了这种独特的心理疗法。因为其理念来源于心理分析，所以认知领悟疗法又被称做“中国的精神分析”。

1. 认知领悟疗法对强迫症的心理病理解释

钟友彬先生提出，强迫症的病根来自患者年幼时受到的精神创伤。这些精神创伤带来的恐惧感、羞耻感等会在个体脑中烙下印记，在个体成年后遇到某些挫折时，这些曾经的创伤感受就会冒出来影响个体，使得个体采取儿童时的态度对待本没必要恐惧的事情。也就是说，个体的症状是其小时候体验过的恐惧、焦虑等感受在其成年后的重现。所以，症状必然会呈现幼稚性，其心理表现是儿童式的。

钟友彬先生认为，个体在儿童时期主动与年纪相仿的异性玩伴参与过性游戏，并体验到了快感，这样的经历虽然表面上会被遗忘，但实际上已在个体的无意识中打下烙印。一些内向的个体在成年后，会在某些因素影响下，不自觉地激发起儿童时的性娱乐方式，以解脱成年后遇到困难而导致的心理苦闷，或者满足个体成年后受挫的性欲，也就是发展成性变态。又或者，个体在儿童时期曾有过参与性活动的经历，随着年纪增长，社会意识和道德感的提高，会对自己产生责备、耻辱、罪恶、悔恨的感觉，这些消极的情绪感受以及幼稚的自我评价经常会妨碍个体的正常心理发展。当个体发育到青春期因性成熟而有找异性伴侣需要的时候，这些情感和评价会阻碍个体与异性同伴的正常交往，使个体产生各种愧疚、恐惧、羞耻的感受和表现，最终产生过敏性关系妄想，以为其他人都看透了自己的“卑鄙想法”，因而逃避别人的眼神，导致惧怕他人，这就是造成恐惧症出现的心理根源。个体在儿童时候受到的精神创伤或者因幻想引发的恐惧感受，其实只是被压抑到无意识中，并没有真正地消失，在被某些事件诱发出来时，个体可能会无意识地运用儿童式的反应方式来对抗恐惧情绪和幻想，并发展成强迫症。

2. *认知领悟疗法的治疗原理*

认知领悟疗法的原理就是将处于无意识的心理活动转变为有意识的，让患者真正明白自己症状的意义，在获得领悟以后症状便会消退。这同样也是心理动力学和精神分析的原理，不过认知领悟疗法的领悟方式和内容与这两者不同。传统的精神分析需要在很长的一段时间里坚持自由联想，以理解症状内在的象征含义，揭穿防御机制的伪装，使得患者领悟、理解童年时期得不到满足的性心理情结。钟氏的认知领悟疗法则需要治疗者与患者直接探讨病症的表现性质和意义，让他们了解自己症状表现的幼稚性，领悟到自己的情绪与行为反应是儿童时期的心理反应，不是目前作为成年人的自己所应该有的，并因此放弃让自己苦恼的想法和行为反应。我们可以把认知领悟疗法看成是患者在治疗者的指导下改变自己幼稚心理的自我教育。患者在接受治疗之前一点都不知道自己的病症表现出的是儿童般不成熟的情感和行为模式，经过治疗者与之共同的讨论、分析和解释，并结合自身的深刻思考，才最终真正领悟到自己的这种病态行为是幼稚的，是年幼经历所遗留下的烙印，是成熟的成人不应该出现的心理行为反应模式。

钟友彬先生认为，治疗就是为了要让患者的症状消失，而患者要在领悟了治疗者分析解释的基础上才可以消除症状。患者的领悟是通过治疗者的引导获得的。所以，治疗效果的好坏并不在于是否发现了患者儿童时的精神创设，而是在于患者是否信服治疗者的解释，这是领悟的根本。领悟的内容是治疗者灌输给患者的，当患者发现自己以前的行为和态度是多么幼稚可笑的时候，自己也会放弃原来的行为、想法，从而消退病态症状。所以，认知领悟疗法并不单纯是治疗者和患者相互作用的过程，也是患者自主努力改变自己的过程。

3. 认知领悟疗法的操作程序

采用认知领悟疗法时，治疗者与患者每次的见面交谈时间为一个到一个半小时，治疗间隔的安排可以是几天、一周或更长的时间会谈一次。双方会谈最好是一对一进行，并要求患者每次见面后写出对治疗者所作解释的看法，并联系自己的症状体验提出自己的想法。具体步骤如下：

（1）咨询第一阶段。

首次会面时，治疗者要求患者自己讲述症状是如何产生的，发展过程是怎样的，症状的内容和具体形式是什么，并且需要对患者进行身体和精神疾病的检查以此来确定诊断结果，判断是否适合使用认知领悟疗法。如果适合，则可以对患者初步讲解，直接地告诉患者，他呈现出的病态情感和行为是源于儿童时期的经历，实际上是其本身在用儿童时的反应方式来解决成年后的心理困难或者性欲望，或者是重现了自身年幼时的恐惧感等。解释的内容会依据患者情况不同而有所区别。

（2）咨询中程阶段。

在随后的会面里，治疗者可了解患者的生活经历和患者容易想起来的相关事件，有时也可以谈谈患者的梦，不过通常不会过多地去分析。治疗者会用大部分的时间引导患者，并与之一起对症状的性质进行探讨和分析，使得患者能深刻领悟到症状实际都是幼稚的，是与成年人想法、逻辑不符的情感和行为，其表现是用儿童时的应对方式来排解成人的困难。在此过程中，治疗者需要联系患者的实际经历情况来给予具体的解释。

（3）咨询后续阶段。

经过以上的分析和解释，患者对自己的症状有了初步的认识和体会，之后再进一步对患者解释病症的原因在于过去。例如，对于强迫症患者，可以告知其主要问题和症状是恐惧情绪，而这种情绪主要源于其儿童时期的某次或某几次的精神创伤，要让患者认识到自己现在已经是大人了，大人看待恐惧与儿童不同，不能再如孩子般看待恐惧，也不能再用年幼时不成熟的行为方式去消除恐惧了。

4. 认知领悟疗法的理论发展

钟友彬先生 1988 年创立的认知领悟疗法，是在弗洛伊德精神分析学说的基础上，结合大量临床实践和不间断的研究，总结出来的一种心理疗法。

在20世纪中期，钟友彬先生最开始是使用精神分析法对患者进行治疗。他与王景祥医生一起试验性地治疗了几例恐惧症和强迫症。那时候使用的方法是，在了解患者的病况、病情发展并确诊后，让患者尽可能地回忆自己孩童时期的经历。但由于条件的限制，让患者去进行自由联想的可行性不大，治疗者也没有足够多的时间去给患者的梦进行详细的分析，只能明确告知患者其症状源于其童年时期的恐惧经历体验。刚开始，患者都想不起来自己曾经有过什么样的特别经历，有的患者即便能回想起某些经历事件，其内容也难以与当前的症状结合起来，因此症状也没有很大的改善。不过钟友彬先生发现，让患者回忆童年经历，能稍微平复他们的心情，使他们感觉到可以理解自己难以解释的病态情绪和行为。

到20世纪80年代，钟友彬先生前后发表了多篇关于强迫症、恐惧症和露阴癖、窥阴癖等讲述治疗神经症以及性变态的文章，逐渐在心理动力学理论基础上发展出有自己独到见解的钟氏心理治疗法。钟友彬先生在1988年发表了著作《中国心理分析——认知领悟心理疗法》，把认知领悟疗法作为一种创新的心理疗法正式提出来。

钟友彬先生认为，在接受精神分析时，患者们都同样经历了一个不可或缺的过程，那就是接受治疗者对其病态症状的解释，患者从治疗者的解释中重新认识自己的症状，并获得了领悟。所以认知领悟疗法的治疗过程需要治疗者和患者双方的交互作用，特别需要患者本身努力发挥自己的主观能动性。钟友彬先生一直向他的患者强调一句中国谚语，那就是“师傅领进门，修行在个人”。每一次的治疗，钟友彬都会给患者布置写治疗心得体会这样的作业。“下定决心不做儿童心理的奴隶”也是钟友彬一直向患者强调的，他认为这样症状才有可能改善，使病情好转。

除了精神分析学说，认知领悟疗法还受到了森田疗法的影响。认知领悟疗法受精神分析影响，认为成年人出现的神经症症状是患者孩童时期受到过精神创伤的影响，而用儿童时的方式和态度对待不值得成年人恐惧、焦虑的情景和事件。不过认知领悟疗法在运用该理论时，并不强调深究患者的过去，不需要患者一再回忆并在无意识层面上分析过往的生活经历。因为，心理创伤已经是过去式了，没有必要再深挖，而是只要患者能领悟到自己目前的症状是以幼年时的态度和反应方式来处理现在的问题就可以了。在患者获得该领悟后，还要针对患者目前的具体症状情况进行治疗。例如，有的强迫症患者总觉得周围不安全，总担心自己在哪个小地方出错就会酿成大祸，探讨分析发现其实是儿童时期经历过的事情，使得他产生这样的逻辑，治疗者要从科学的角度和道理来阐述，直至患者相信和领悟，自行放弃病态的想法。

森田疗法的治疗原则是缓解患者的焦虑，目的是使患者达到自然放松的状态。钟氏认知领悟疗法也采用森田疗法中“顺其自然”的原则，鼓励患者不要把自己情绪上、行为上的症状看做是精神和躯体的异物，不要对症状一味地压制和排斥。钟友彬先生认为，患者光是在理智上领悟到其症状性质还不够，还要在情感上能实际体会到某些变化，才会改善症状。森田疗法提出，强迫症、恐惧症患者不要企图强行对抗和控制症状，而是接纳症状存在的现实，以成熟的态度面对现实，追求人格的成长。钟友彬也要求一些性变态患者，在充分认识到自己出现的症状是在以儿童时的行为和心理来应对成人生活的情况下，坚持用成人该有的行为方式和态度来面对生活现实，主动地去解决自己遭遇到的实际生活问题。这也可以算是森田疗法中“顺其自然，为所当为”原则的一种体现和运用。

5. 认知领悟疗法治疗强迫性表象的案例

案例 6

【患者情况】

患者，女，18岁，高三学生。因脑子里反复出现同一情景两年有余、症状加重半年为主诉来医院心理专家门诊咨询。两年前，患者在一次看电视时，看到电视画面上的男芭蕾舞演员阴部凸起的部位，突然不由地一阵脸红，面部发热，觉得不好意思，便赶紧从电视室走了出来。此后，有时在大街上看见对面走过来一个男的，常不由自主地会注意或想象其阴部，并不由得觉得脸红，感到不自在。半年来，因为升入高三以后学习压力增大，以上表现更加严重，有时男老师上课时，患者常不由自主地会看或想象其阴部，想控制自己不去想它，却怎么也控制不住，脑子里总是反复出现男性阴部的景象，它像一个影子一样在自己的脑海里挥之不去。患者感到非常苦恼，既影响听课，又影响学习，因此来医院求治。医院心理测试的结果显示患者在躯体化、抑郁、强迫、焦虑、人际关系敏感上都出现异常。院方作出“强迫性表象”的初诊判断。

【治疗过程】

第一次会面：医生详细了解了病史，并让患者做了上述心理测试，初步作出心理诊断为“强迫性表象”。医生向患者简要介绍了钟友彬先生创立的认知领悟疗法的基本原理、方法步骤以及治疗可能达到的预期疗效。然后向其布置家庭作业，嘱其回家以后，利用晚上时间，一个人安静地写一份回忆录，写一写自己的成长经历，想起什么就写什么，不要管它道德不道德，见得人见不得人，把对自己影响较大的事写出来。

第二次会面：患者如约来诊并交来作业。患者回想起10岁时发生的一件事。那一年她的堂弟刚1岁半。有一天，患者的母亲抱着堂弟一起在门外乘凉。忽然，患者发现妈妈一直在玩弄堂弟的“小鸡鸡”（指儿童的男性生殖器）。看到这一情景，患者忽然觉得浑身发热，脸发红，面部发烫，觉得特别难为情，母亲怎么能那样做呢！太不道德了！太让人受不了啦！但患者当时并未作声，只是悄悄地走开了。医生与患者讨论了这件事与她的病之间的关系：

D（医生，Doctor）：这件事对你有没有影响？

P（患者，Patient）：当然有啦！

D：有什么影响？

P：我看到了我堂弟的“小鸡鸡”，我感到脸红，感到羞耻，我更为我妈妈那样做感到没脸见人！

D：这是你现在的想法还是当时的想法？

P：这是我现在的想法，也是我当时的想法。

D：那么，你知道不知道你妈妈当时是怎么想的？

P：不知道。不过，我猜测，她一定想，那样做没什么关系。因为我堂弟是个小孩，她那样做是在逗他玩呢！

D：她会不会也觉得那样做是不道德的，是见不得人的？

P：她才不会呢，因为她是大人！

D：那么，我想问一下，你现在是大人还是小孩？

P：（不了解地看了看医生，沉思了片刻）要说，我今年已经18岁了，应该算是个大人了吧！

D：噢？你长大了吗？你对这个问题的看法仍然和你10岁时一样，请你想一想：你的看法是成人的看法，还是儿童的看法？

P：（沉思了良久）是儿童的看法。

D：你再好好想一想：你的看法成熟不成熟，幼稚不幼稚？

P：不成熟，幼稚。

D：那么，成熟的看法又是什么呢？

P：（想了一会儿）就像妈妈想的那样。

D：那么，我想问你：你现在已经18岁了，已经是个成人了，你会怎么正确地看待这一问题呢？

P:（一拍大腿）噢，我明白了！我知道我迷在哪儿了，我终于明白了是怎么一回事儿啦！

医生告诉患者，回去以后把今天的治疗过程再好好想一想，并写一篇心得体会。

第三次会面：患者一进门就非常兴奋地告诉医生：李主任，我的病好了！自从我把那件事情说了之后，浑身感觉轻松了很多。上次和你的那些谈话，至今我仍记忆犹新！现在想起来也觉得好笑，那段时间自己怎么那么幼稚，怎么就钻进牛角尖出不来了！现在好了，见了男的也不紧张了。不知咋的，脑子也不胡思乱想了，脑子里的那些景象也不再出现了！我今天来是想再咨询一下有关学习方面的一些问题……

（资料来源：李曙亮，盛民生．认识领悟疗法治疗强迫性表象．健康心理学杂志，2004，12(3)：205.）

六、多种治疗方法的综合运用

很多时候，治疗强迫症并不用单一的治疗方法，而是结合患者的情况把不同的心理治疗方法结合使用，并配合药物治疗，以取得更好的治疗效果。下面以一个详细的案例，以使读者更明白。

运用二联法（厌恶疗法和认知领悟疗法）治疗的案例：

案例 7

【患者情况】

(1) 人口学资料。

王某，男，22岁，某大学三年级学生，无重大躯体疾病历史。父亲为钢铁公司职工，母亲为防疫站医生。以前家庭由父母、奶奶和他组成，较为和睦。父母工作忙，奶奶与其一起生活，奶奶原是单位领导，为人要强，在其初中时病逝。家族人员无精神病历史。

(2) 个人成长史。

从小以来，父母对王某要求很严，特别是在学习上，总是说：“你的学习、生活条件多好啊，再不好好学习，对得起谁呀?”王某的母亲，为人谨慎，加之多年的职业习惯，对王某的各方面特别严格，尤其在卫生方面，每次都要求其洗手消毒后才能用餐，在学校吃午餐前要用随身携带的酒精棉擦拭餐具，从不使用公共餐具。

初中时有一次参加元旦聚餐，第二天有个同学感冒发烧没来上学，母亲知道后立即带王某去检查身体，在检查过程中，王某开始呕吐，从此不参加聚餐这样的活动。

大学二年级时，舍友曾有一次睡过他的被褥。他得知以后，与舍友发生争吵，并且把被褥全部清洗一遍。到后来，只要人家碰过他的东西，他都要小心清洗。与其接触的人都知道他很怪，同学们对他要不就是抵触，要不就是敬而远之。看到别人都有几个好友围绕左右，自己形单影只，他非常苦恼。毕业临近，可是他根本无法专心看书，他不知道怎么会这样。反复擦洗的行为加重，并且用消毒液擦洗自己使用的日常用品，这遭到同学们的歧视。

他自己也意识到问题的严重性，曾找到班主任寻求帮助，班主任建议他回家修养一段时间或者去找医生看看。回家后，父母白天忙工作，很晚才回来，每天回来都发现他在清洗衣物，特别是洗手，只要碰了东西就要洗手，一洗就很长时间。他自己曾统计过，一天至少要洗十几遍手，每次洗手都要5分钟左右。

(3) 心理测验的结果。

SCL－90（九十项症状清单）：显示有中等程度强迫、焦虑、抑郁。

SDS（抑郁自评量表）：62 分。

SAS（焦虑自评量表）：62 分。

(4) 个人自述。

我讨厌家庭，讨厌同学，也厌恶学习，总是想和人吵架。一直担心有不干净的东西侵入身体，明知道不需要洗很多遍，也知道大家讨厌这种行为，可自己就是控制不住。现在，同学和朋友都认为我不正常，我想正常上课都很难，什么活动也不敢参加，也不想和别人交往。我心里很痛苦，想和其他人一样生活。

(5) 父母反映。

他奶奶是单位领导，对子女要求都很严格，可是对王某却百依百顺，就是卫生问题上非常注意，因为其当年有一女儿就是因为传染病身亡。王某与奶奶在一起时很开心，见到父母不大说话。上初一时，奶奶因病去世，他非常伤心，很长时间都没有恢复过来，那段日子几乎没有同学和他往来。当时老师提到他很聪明、很谨慎，但情绪不太稳定，且比一般孩子爱干净。高中时，成绩较好，但也不是特别突出。朋友较少，也仅是在上学或放学的路上交流；和老师关系一般，老师对其评价也很平常。

上大学后，行为变得很古怪，过分讲卫生，很容易丢三落四，脾气不大好，有时对我们大吼大叫，说一切都是我们的错。一点小事不如意就崩溃，特别脆弱，人也越来越瘦，每天无精打采，学习很糟糕，想退学。

【治疗过程】

咨询阶段大致分为：诊断评估与咨询关系建立阶段；心理帮助阶段；结束与巩固阶段。具体咨询过程：

第一阶段：诊断评估与咨询关系建立阶段（共2次）。

(1) 目的。

①建立信任关系。

②了解王某基本情况，收集相关资料。

③明确主要问题，共同协商咨询目标。

④介绍心理咨询的方式、方法和相关情况。

(2) 过程。

①填写咨询登记表，询问基本情况；介绍咨询中的有关事项与规则；介绍双方的责任权利与义务。

②心理测验：SCL－90、SDS、SAS。

③第一阶段会谈侧重于了解症状是什么，表现形式如何，以及症状产生和发展的全过程。同时进行常规的精神检查，以确定是否系厌恶疗法和认知领悟疗法的适应症。

④在征得王某同意后，第一阶段请其父母也参加，收集临床资料，探寻王某的心理矛盾以及改变意愿。

⑤将测验结果反馈给王某和其父母，并作出初步问题分析，以使他们理解"为什么会出现这样的事情"。

⑥确定咨询目标。

⑦布置家庭作业：要求他在每次会谈后写出对会谈的感受与想法，将会谈中的心得运用到生活当中，并随时记下平时头脑中存在的疑问。

咨询师通过专注与倾听，使王某感觉到被理解和接纳，信任得以建立；咨询师对其进行理论的解释与指导，使王某感到自己的困难有了可求助的场所，从而感到安慰；咨询师的询问和王某的叙述，澄清了原来模糊不清的问题，使王某变得踏实。

第二阶段：心理帮助阶段（共6次）。

(1) 目的。

①了解王某的生活史和容易记起的有关经验，引导王某一起分析症状的性质。

②引导王某进行自我探索，使之认识成长中的错误观念与个性不足，排除障碍，创造条件。

(2) 过程。

第一次会面：

①反馈作业：探寻错误的认知到底是什么，我为什么会这样。重点在于向患者表明：a. 这些症状是幼稚的，属于儿童的思想水平和行动特点；b. 不符合成年人的思想认识水平和行动特点，因此自己的强迫，实际上是不自觉地用幼稚的手段来消除同样幼稚的恐惧。对“洗手就不会得大病，别人用过的东西要消毒等”提出质疑。王某转述其母的话说，“当时只是为让小孩子听话，随口一说，没想到他却记得这样清楚”。

②当王某对上述解释和分析有了初步认识与体会以后，即向他进一步解释病的根源在过去，甚至在儿童期。指出其根源在于幼年期的精神创伤。这些创伤引起的恐惧情绪在脑内留下痕迹，在成年期遇到挫折时会再现出来影响人的心理，以致用儿童的态度对待在成年人看来不值得恐惧的事物。指出王某精神创伤的根源是对奶奶的思念和对失去安全与保护的恐惧，由于幼时对死亡不接受，而产生了恐惧，将这种恐惧的产生进行了错误的归因——是因为不够讲卫生、“没有勤洗手”；母亲的错误教育有极强的心理暗示性，强化了错误的认知，成年心理障碍的种子就是在那个时候孕育的。

③改变反复洗手、反复检查的不良行为，先从改变反复洗手开始。借鉴厌恶疗法的原理，规定在王某的前臂上戴一圈很粗的橡皮筋，松紧适度。要求其在有洗手冲动且又无法自控的时候，便拉开橡皮筋弹击手臂造成疼痛。强迫观念和行为不消失，弹击不止。

第二次会面：

①咨询作业反馈：虽然在有洗手冲动时用橡皮筋弹击来阻止，但是洗手的频率并没有有效减少，只是在心理上有少许的动摇，洗手的冲动有所减弱。王某认为恢复过程可能还要很长。

②让王某充分领悟：症状大都是幼稚的、不符合成年人思维逻辑规律的感情和冲动，其症状表现为以幼年时的方式来解决成年人的问题；

③向王某进一步解释病的根源在过去。指出他的主要问题是恐惧情绪，而恐惧情绪来自于幼年期的精神创伤，应当认识到现在自己已经是成年人了，不要再像孩子那样认识恐惧、相信恐惧和消灭恐惧了。

④布置的家庭作业：要求王某一方面继续坚持“橡皮筋疗法”；另一方面，请他观察其他成年人对于洗手与得病、洗手与日用品消毒的关系，以及

他们对其关注到哪个程度，以发展其自我探索精神。

第三次会面：

①咨询作业反馈：第二周“橡皮筋疗法”执行得很好，虽然手臂已经肿起，不弹击时也很痛，但是洗手次数明显减少。有些时候，不洗手也可以吃东西。其自述家庭作业：观察发现大家认为“良好的卫生习惯是必要的，但太爱干净确实没有任何必要”；“不间断地洗就不会有细菌，就能确保健康”的想法在很多人看来是幼稚的。

②与王某探寻焦虑产生的症结点，使用放松疗法，使其学会放松，并在咨询室中进行演练。

③咨询作业：继续进行“橡皮筋疗法”，但是可以适当减少弹击的力度。

第四次会面：

①咨询作业反馈：觉得频繁洗手还要弹击手臂，真是没有必要洗手了，手臂很痛，不想洗手了，并且可以用放松的办法克制洗手。自述：“有一种如释重负的感觉，对恢复正常抱有很大希望。”

②在咨询室里进行放松演练，并要求将这些技巧应用到睡眠过程中。

③布置咨询作业：一定要巩固现在的成果，可以继续减少弹击的力度，但是不可取消弹击；在焦虑的时候，不是使用洗手这一方式而是进行放松训练，寻找产生焦虑的根源，用轻松化解焦虑。由于王某的病程有一段时间了，不可掉以轻心，一定要按照要求去做。

第五次会面：

①咨询作业反馈：洗手已基本正常，感觉轻松。手臂肿胀现象基本消失，觉得带着橡皮筋没有必要了。王某自述：自已感觉不会再频繁洗手了，希望取掉橡皮筋。

②由于王某的强迫洗手、强迫检查的症状得到了缓解，王某恢复了自信心，自我管理的能力、自我控制的能力逐渐提高。

③引导王某自我探索和归纳总结认识成长中的错误观念，着手解决深层次的问题。再次解释病的根源在过去，甚至在幼年期，并指出其根源在于幼年期的精神创伤。这些创伤引起的恐惧情绪在脑内留下痕迹，在成年期遇到挫折时会再现出来影响人的心理，以致用儿童的态度对待在成年人看来不值得恐惧的事物。指出王某精神创伤的根源是对奶奶的思念和对失去安全与保护的恐惧，由于幼时对死亡不接受，产生了恐惧，且将这种恐惧的产生进行了错误的归因——是因为不够讲卫生、“没有勤洗手”；母亲的错误教育有极强的心理暗示性，强化了错误的认知，成年心理障碍的种子就是在那个时候

孕育的。

④针对错误观念——童年时“不勤剪指甲勤洗手就会得大病”；分析奶奶的病到底是什么性质的，母亲为什么误导。分析的结果是：奶奶因职业病而亡，身体抵抗力低，为保证奶奶少得病，家中非常讲究卫生，不愿他这个小男孩把家里弄脏；其母高龄生子，精力有限，不愿他这个小孩把家里弄脏或把自己弄脏，说此话的目的只是让他养成良好的卫生习惯，而王某却将其进行了错误的“链接”，心理暗示的效果为“奶奶的病逝就是不勤剪指甲勤洗手”导致的。王某反馈：奶奶的病逝是他心中永久的痛。

⑤利用宣泄疗法，减轻王某心中的痛苦。王某自述：初中二年级，青春期，由于过于讲究卫生，几乎没有朋友，父母忙于工作，每天披星戴月，病榻上的奶奶是他的精神寄托。奶奶去世后，他精神上的支柱没有了，孤独寂寞，接下来就是消沉，这切肤之伤痛一直没有愈合，而是深埋在心底。

⑥解释策略：幼年的某些未解决的心理冲突或创伤性经验被压抑到无意识中，形成症结，由于这些症结及其活动的无意识性，它们和当前的外显症状失去了可见的联系。通过自由联想，找到这些无意识症结，并使之与当前症状的内在联系暴露出来。采取的方式是：让王某在意志水平上抓住这层联系，从而知道自己的病从何而来以及症状的真意，此即领悟。有了领悟，症状便失去了存在的意义，从而得以消失。

⑦布置咨询作业：立足恢复社会功能的着眼点，消除不良的行为模式。回到学校上课，但不住宿。每天坚持早操和课间操，为班里的同学做些力所能及的事情，对同学的不良反应淡化处理，心理准备是“我不过是有点洁癖而已”。征得王某同意，邀其父母下次一起来。

第六次会面：

①主要寻求王某切肤之伤痛愈合的办法，抓住王某心理障碍的根源。

②引导的策略。

王某自述：初中二年级，青春期，由于过于讲究卫生，几乎没有朋友，父母忙于工作，每天披星戴月，病榻上的奶奶是他的精神寄托。奶奶去世后，他精神上的支柱没有了，孤独寂寞，接下来就是消沉，这切肤之伤痛一直没有愈合，而是深埋在心底。

咨询师的解释：第一层面——王某精神创伤的根源来自对奶奶的思念和对失去安全与保护的恐惧；将这种恐惧的产生进行了错误的归因——是因为不够讲卫生“没有勤洗手”；母亲的错误教育有极强的心理暗示性，强化了错误的认知，成年心理障碍的种子就是在那个时候孕育的。第二层面——奶奶的病逝，对王某来说是一次心理的遗弃，在青春期这一特殊阶段，没有来自同伴的关爱，奶奶的关爱又丧失，从而产生对失去安全和保护的恐惧，由于不知道如何处理内心的冲突，使这种冲突固结在某一种认识上，由于年龄的限制，这种认识是不成熟和片面化的，具有幼稚性，从而产生认知层面上的错误，进而产生错误的行为。

③引导的技术：宣泄法。

提示语是："孩子其实我们很爱你"、"爸爸妈妈我害怕"。

技巧是：让王某宣泄委屈与不满，父母在旁陪伴，让其感受社会支持系统的存在；父母亦不要压抑情感，真情诉说，消除王某童年的恐惧，找到心灵的归属。

父母的领悟是：忙于工作忽略了孩子。

王某的领悟是：爱、保护和安全一直存在，只是没有发现，以前的恐惧是幼稚的，也是没有道理的。

④布置咨询作业：剖析过去的"总有脏东西会侵入身体"、"和别人一起吃饭就会引发疾病"的认知有哪些不当。

第三阶段：结束与巩固阶段（共2次）。

(1) 目的。

①巩固效果，改变错误认知，消除和减少不良行为，维持正确的认知与健康的行为习惯。

②将这种能力运用于生活的其他方面。

③学习建设性行为，达到自我实现。

④发展学习策略，增强自信心。

(2) 过程。

①咨询师引导，让合理的思维取代错误的认知。

②采用放松训练消除睡眠障碍，推荐使用"气功疗法"。

③针对焦虑情绪采用降低期望值的心理暗示技术，使王某领悟"我是人不是神"、"我因犯错误才有人情味"。

④恢复其社会功能：社会支持系统的良好运转，使王某克服了"自我放逐"、"逃避心理"的障碍，自信心得以恢复，与人的交往开始向好的方向发展。

⑤心理测验。

【治疗效果】

王某表示感到前所未有的轻松，强迫症状日益减少，睡眠改善，即使焦虑也知道怎样化解。通过身边的人得知，王某与父母关系改善，沟通良好。他也已回到寝室与同学共同生活，开始主动关心他人，虽还有些紧张，但同学们已感觉出他的变化。咨询师通过回访和跟踪，发现咨询已基本达到预期目的：改变了王某的不合理信念对现实问题的误解和错误评价，减轻了强迫症状，恢复了王某的社会功能；同时王某通过咨询，能够开始自我认识和探索，重树自信心，并能够有能力开始面对和解决问题，人格的完善得以促进。

（资料来源：马俊军，王贞贞．运用二联法治疗大学生强迫症的案例报告．社会心理科学，2010，25（6）：737.）

第四节　强迫症患者的自我心理调节

对付强迫症除了靠药物和心理治疗外，还需要患者的自我调节，需要患者有自救的意识来克服日常生活中的多疑多虑、胆小拘谨的不良个性，培养自信、理智的性格，逐渐驱赶强迫症。

如果我们说强迫症患者没有与疾病进行努力的斗争，这就错了。强迫症患者们一直在进行着艰苦的“自相搏斗”，但这是自我调节吗？不是，因为这种自相搏斗正是强迫症患者的病态所在，他们陷入了恶性循环的怪圈而不能自拔。因为这个缘故，他们的信心越来越差，觉得自己无法控制自己的生活，对于要他们自救的意见根本听不进去，他们依然重复着以往的思维方式，依然继续着痛苦的生活。而强迫症患者要想恢复正常的生活，必须要有自救意识，必须有决心放弃以往的思维和行为方式。事实证明，决心自救对强迫症病人疾病的消除有非常巨大的促进作用。

强迫症患者一旦真正决心自救，那么他就站到了康复之路的起点上。接着他需要为自救做些准备，特别是对改变原有的思维方式和行为反应要有精神准备，因为自救意味着他要准备接受新的观点，要尝试自己原先不敢有的行为方式，同时也意味着放弃原先的僵化的信念，放弃陷入惰性的行为反应。这对于强迫症病人来说并不容易，他们绝对化的思想方法和完美主义的要求，使他们害怕出错，不敢尝试新的事物，结果他们固守原先的一套观念和行为，照原路继续走下去而没有丝毫改变。因此，如果他们真的决心自救，他们要有勇气改变自己的信念和行为，准备发展自己思考的灵活性，选择有利、适度的行为反应。下面试以骑自行车为例说明这个道理。

假如我们在大路上骑着自行车高速前进，我们兴高采烈，不料在前面出现了一个急转弯，此时如果我们执意要求高速度，那将来不及转弯，于是从车上跌下来，跌破头皮或发生手足骨折。所以为了骑车的稳定，我们需要放弃原先使我们高兴的高速度，使我们的车速改变以适应转弯的要求。这就是灵活性，不固守原先的信念和行为模式。强迫症病人对这个道理的理解越深，他的自救也越易见到成效。

为了自救成功，强迫症病人要弄清楚自己的问题在哪里，然后才能着手去解决它。当然各人的问题会很不相同，但也有一些共同特点构成了强迫症症状的基础。首先要说明的是，人们重复出现一些想法或行为可以是正常的，如人们在解决一个悬而未决的科学问题或进行某种创造性活动时，就有大量的想法或行为重复出现，人们认为这是必要的，并不感到烦恼，如果不产生排斥、抵消的进一步想法或行为，就不会成为强迫症。产生强迫症的条件有两个，一是对重复的想法和行为赋予了不愉快的情感评价，引起了个体极大的焦虑不安，需要立即进行压制与排除；二是个体采取某些行为反应以减轻或回避这些想法和行为所引起的焦虑不安，由于不安的减轻，这类行为反应被增强而成为强迫动作。在临床观察中，我们发现强迫症病人有过分的责任感和过强的道德心，他们坚持绝对和完美主义的要求，过分地夸大可能的危险，从而引发了像反复洗涤、检查、寻求保证等一系列动作，旨在排除、回避可能的危险。例如，怕细菌污染引起自己或别人生病的强迫症病人要求绝对干净，夸大了手或身体弄脏后的危险。为了减少这种危险，于是他采取了过度洗手的行为，由于绝对和完美的要求，他超过了洗手的“度”，直到筋疲力尽。又例如，反复检查煤气开关、门窗的强迫症病人，尽管开关、门窗均已关好，但因为要求绝对和完美，所以仍然对可能的危险忐忑不安，反复数次检查。由此可见，强迫症实际上是一种认知障碍。对危险的过度夸大、绝对性思考、完美主义的标准是强迫症认知障碍的核心。

明白了强迫症的问题在哪里以后，我们就有了努力目标。首先要辨别绝对性思考、完美主义的不合理，要记住“物极必反”的道理，选择积极灵活的思维方式。“完美主义意味着瘫痪”可以说是一句至理名言。如果强迫症病人能够勇敢地跳出思维的误区，知道日常生活中的一切观点、看法都是有条件的、相对的，人们对待同一事物、同一问题的解决方法可以有多种不同的选择，那么他们实际上已迈出了重要的一步。有了这样的准备之后，他们还需要配合治疗者，亲自尝试各种自救的方法，如系统脱敏法、森田疗法、认知领悟法等，采取行动走出恶性循环的怪圈。

那些最终能很好控制病情甚至痊愈的强迫症患者都有各自的自救治疗心

得，下面提供一个患者的“自我调整四部曲”（再确认，再归因，转移注意力，再评价），以供参考。

第一步：再确认

第一步最重要的就是学会“认清”强迫症的想法与行动。可能您一点都不想去做这个步骤，但是您必须努力地、全心地觉察，以便了解此刻的困扰是来自强迫性想法或行为。

平时的觉察几乎是自动化的、肤浅的。“全心觉察”是更深刻的、更仔细的，且要经由专注努力才能达成。记住，要通过改变脑部的生化平衡来减少强迫性冲动可能要花上几周或几个月。若想在几分钟或几秒钟内赶走这些强迫症状，是会让您失望的，事实上反而会让强迫症状更严重！在行为治疗当中要学习控制自己不对强迫性想法作反应，不管它们有多令你困扰。目标是控制你对强迫症状的反应，而不是去控制强迫思考或冲动。

下面两步是帮助你学习新的方式来控制你对强迫症状的行为反应。

第二步：再归因

自己对自己说：“这不是我，这是强迫症在作祟！”强迫性想法是无意义的，那是脑部错误的信息。你要深切地去了解，为何急着检查或反复思考“为何我的手会脏”，而且这种冲动或思维这么有力量，以致让人无法承受。假如你知道这些想法是没有道理的，那么为何你对它们要反应呢？了解为何强迫思考是如此强烈与为何无法摆脱它，是增强你的意志力和强化你去抵抗强迫行为的关键。这个阶段的目标是学习“再归因”：强迫想法的源头是来自脑部生化的不平衡。

在脑部有个地方叫做“尾状核”，就是这个地方生病了所以患上强迫症。尾状核是个过滤信息的场所，就像汽车的变速器般，它接收前脑的信息，而前脑是计划、思考与了解的地方。尾状核有障碍则会有强迫症状出现，所以思考动作都会不顺。前脑变得太活跃，用太多能量，就像车子陷入泥淖中，不断地转动轮胎，但是却越陷越深。前脑的部分称之眼额叶皮质，因为发生错误的侦测回流以致陷入泥淖中。这可能是强迫症使得人们有“事情有些怪怪的感觉，挥之不去”的原因，你必须做到让这辆车离开泥淖。用手排挡代替自排挡，来修理这个出现故障的变速器。我们现在知道可以改变脑部的生化平衡，这需要花数周、数个月的时间。此时了解脑部扮演强迫症致病因素的角色，有助于免除最令人感到挫败的“想要完全除掉强迫症状”的不正确想法。虽然无法马上有大的改变，但是记住：“你可以不必马上对强迫症症状作反应!”最有效的方式就是学习将强迫想法、感觉摆一边，然后做其他的事，如此可以帮助自己改变脑部的生化反应。

这就是我们所谓的“换挡”：做其他的行为！若尝试赶走强迫思考，只是徒增压力、烦恼罢了，而压力会让强迫症更严重。

用“再归因”可以帮助您避免用仪式行为来让自己好过一些。若知道这些强迫思考是来自脑部生化的不平衡，你就可以学着忽略这些冲动，继续做该做的事情。记住：“那不是我，那是强迫症在作怪!”若抗拒听从冲动或强迫行为反应，你将改变脑部，且让强迫症的感觉减少。若你对冲动作出反应，你可能暂时舒缓一些，但是不久之后，冲动势必更加严重。这或许是强迫症病人最需要学习的一课！那将帮助你避免成为呆子或上强迫症的当。

“再确认”与“再归因”常常一块儿进行，因此会让病人对强迫症的成因有更深刻的了解。先全心地察觉强迫症在逼迫我们，然后了解它是脑部的病态所致。

第三步：转移注意力

进入此步骤是真正要干活了！开始的心理建设是：没有痛苦，就没有收获！在此步骤你要做的是：必须自己换挡！你用努力与专注的心思，来做让脑部很自然、轻松的工作。例如：一位外科医师手术前洗手，从开始到结束是很自然的动作，他很自然地觉得已经洗够了。但是强迫症患者却一次一次地洗，没完没了！他脑部自动的机制已经遭到破坏，幸运的是做这四个步骤能够修补它。

转移注意力是要将注意力从强迫症状上移开，即使是几分钟也行。首先选择某些特定的行为来取代强迫性洗手或检查。任何有趣的、建设性的行动都可以。最好是从事自己喜好的活动，例如，散步、运动、听音乐、读书、玩计算机等。

当有强迫性思考时，你先“再确认”那是强迫性思考或冲动，且“再归因”那是源自你的疾病——强迫症，然后“转移注意力”去做其他的事。记住不要陷入习惯性的思考，必须告诉自己：“我的强迫症又犯了，我必须去进行其他的行为。”你可以决定不要对强迫思考作反应，你要做自己的主人，不要做强迫症的奴隶！在这一步中，须遵循以下法则：

（1）15 分钟法则。

转移注意力不是件轻松的事。要将强迫思考瓦解，然后做该做的事，要花极大的力气和承受莫大的痛苦。但是唯有学会抗拒强迫症，才能改变脑部生化平衡，假以时日必会减少痛苦。我们运用 15 分钟法则，就是延缓反应的时间至少15分钟以上。刚开始时可以从延缓5分钟做起。原则是一致的，也就是：千万不要没有延迟就立即反应。注意这不是被动地等待15分钟，而是在这段时间内我们做“再确认”、“再归因”与“转移注意力”，要做其他有兴趣、有建设性的活动。在一段时间之后，再评估强迫症的冲动，看看强度是否下降，并且记录下来。即使有一点儿小小的下降，也要鼓励、奖赏自己。强迫症患者常常会有追求完美、追求100分的心态，所以也常不满足一点点的成就，总是认为自己做得不够好，以致行为治疗无法成功。目标是延迟15分钟以上，只要不断地练习，就会大大降低强迫症的强度。一般而言，练习越多，就会越顺手。不久之后就可以延迟20分钟或30分钟以上了。

(2) 只要做就有收获。

转移注意力来做其他的事是很重要的。不要期待这些想法或感觉可以马上走开。不要做强迫症要你做的事，你要坚持做自己选择的活动，如此强迫性冲动会因为你的延迟而减弱甚至消失。即使冲动很难改变，你还是会发现可以稍微控制你反应的动作。

运用“全心察觉”与当个“旁观者”将会让你更有力量。此步骤的长期目标是不要对强迫症反应。初期目标是反应前要稍微延迟一些。你要学习不要让强迫思考来决定你该如何做。

有时强迫性冲动太强烈了，以致你无法不做强迫性行为。不过假如你不断地演练这四个步骤，将可以改变脑部的生化平衡。时常提醒自己：“不是我觉得手脏要洗手，而是强迫症在影响我。这次强迫症赢了，下次我会撑得更久再反应!”如此演练，即使最后做了强迫行为，也包含了行为治疗的元素。很重要的是：再确认强迫行为是一种强迫症，这是一种行为治疗，总比光做强迫行为而不想要好。

给对抗强迫性检查的朋友一个秘诀：假如你的困难是检查门锁，请试着专心、全心全意锁门。察觉内心兴起的锁门的冲动后，仔细、缓慢地锁门，让这个动作深深地记在心中，例如：“这个门现在已经锁上了，我看见门已经锁上了!”你得到一个深刻的印象就是门已经锁上了，所以当强迫性冲动要你去检查门锁时，你可以马上“再确认”，也就是：那是强迫性想法，那是强迫症！你可以“再归因”，也就是：那不是我，那只是我的脑部在作怪！你可以转移注意力做其他的事情，并且心中确认自己已经小心地锁上门了。

(3) 记录行为治疗。

将成功转移注意力的行为记录下来也是很重要的，因为你可以回溯去看何种行为对你转移注意力最有帮助。当列出来的项目达到预期的效果时，可以帮助你建立信心。记录可以帮助你在强迫症状严重时“换挡”，并且让自己记得过去曾做些什么。当成功的经验越多时，自己就越受到鼓励。

只记录成功的经验，而不记录失败的经验。你必须学习自己支持自己，给自己一些鼓励，这对自信心的增强有很大的帮助。

第四步：再评价

前三个步骤是利用既有的强迫症相关知识，来帮助自己厘清强迫症是一种身体的疾病，也就是脑部生化的不平衡，而不去接受强迫思考的驱使和压迫，同时将注意力转移到有建设性的行为上。“再确认”与“再归因”是连在一块儿的，接着而来的就是“转移注意力”的步骤。这三个步骤的总体力量，大于个别步骤力量的总和。“再确认”与“再归因”的过程可强化“转移注意力”。在行为治疗之前，你开始“再评价”那些强迫性想法与冲动。等到前三个步骤经过适当的训练之后，就可以及时地将强迫性想法与冲动的价值降低。

我们利用18世纪的哲学家亚当·史密斯发展出来的观念——部分观察者，来帮助你更清楚地了解四个步骤的执行。史密斯描述：部分观察者是我们内在的一部分，正如心中的另一位观察者，这个人了解我们的感觉、状态。当我们想要努力地强化这个部分观察者时，我们可以随时叫他出来观察自己的行为。换言之，我们可以用旁观者的角色来见证我们的行为与感受。正如史密斯描述的：“我们是自己行为的观察者。”

强迫症的患者必须努力地处置强迫症状。你必须努力地维持旁观者的角色，如此可以让你有能力去抵抗病态的冲动直到冲动消失为止。你必须了解强迫症状是无意义的，是来自脑部错误的信息，所以你必须转移注意力、“换挡”。你必须集中所有的心力，永远记得：“这不是我，这是我的强迫症在搞鬼！”这样，哪怕一时无法改变感觉，却可以改变行为。靠着改变行为，你会发现感觉也会随之改变。

再评价的终极目标是贬抑强迫症状的价值，不随着它起舞。有两个重点：第一，有心理准备，就是在感觉到强迫症要发作时，做好准备承受它，不要害怕。第二，接受它，即有强迫症状时，不要浪费力气自责，你清楚症状来自何处，你知道如何应付它，不管强迫症状的内容是什么，不管那是暴力还是性，你知道这些症状会在一天当中发生几百次，你不必每次都响应，好像那是一个无法预测的新想法。拒绝让强迫症冲击你，拒绝让它打败你。靠着对强迫想法做心理准备，你可以马上确认出它且做再归因的工作。你同时可以做再评价的工作。当强迫症发生时，你已经做好心理准备了。你将知道：

“那是我可笑的强迫想法，那是没有意义的，那只是我的脑部的障碍，不必注意它。你可以学习跳到下一个动作，不必停留在这个思维上。”下一步就是接受强迫症已经发生的结果，千万不要责怪自己意志不坚，其实这都是脑部的不平衡所致，跟你无关。避免所有负面的、批评的想法，如“有这种强迫想法的人，是多糟糕”等。

另外，患者还可以从以下几点来进行自我调节。

(1) 给自己新的定位。

患者需对自己的处事方式、价值观、人生观等各个方面进行重新的审视，重新评价一下自己是否在某些方面过于执著，过于钻牛角尖，甚至超过了人本身的需求，对生活造成了障碍。特别是追求完美主义的人，应明白世上没有绝对的完美，苛求做人处事都十全十美的心态会让自己生活得更加紧张和沉重，而给自己营造舒适轻松的空间，凡事都留点余地，才能体会到人生的满足和幸福。

(2) 换个角度思考。

有的青年人生活阅历较少，在面对身边的日常生活事件时，经常会一根筋只往一个方向去想，即使这条路行不通，也只会一头扎在这条路上，非得一条路走到黑，钻到牛角尖转不出来。此时，应该立刻尝试跳出来以另一个角度去思考，改变自己封闭式的思考方式，松开自己的思维束缚，把自己解放、解脱出来。

(3) 宜粗不宜细。

打个比方，有的人外出时锁了门，但出门后总是怀疑门没有锁，而且越想越害怕，怕万一真没锁遭贼了怎么办，心理压力越来越大。此时，干脆不如顺其自然，跟自己说，不管有没有锁上，我倒就马虎一下看看会怎样。东西乱就让它乱一下，脏就让它脏着，忘了带东西就算了，以粗心的心态来对抗过于细心带来的焦虑情绪。

(4) 避免一个人冥思苦想。

尽量少一个人独来独往，要主动地参加集体活动，融入集体中，多与大家接触和交流，扩大自己的社交范围，培养自己的一些爱好，并找到志趣相投的同伴，这样能让自己置身于暖暖的友谊氛围当中，让自己的负面情绪能有机会宣泄、疏导和转移，也就能避免一个人独自苦思冥想，越想越钻牛角尖。

(5) 积极参加文体活动。

多参与各种有意思的文体活动，可以缓解工作、学习和生活中的辛苦、疲惫、乏味和单调，放松身体和心理，释放压力。适度的体育运动可以加速血液循环，强壮体魄，锻炼心脑功能，使个体感觉到神清气爽，紧张压力一扫而空。投入到多姿多彩的文体活动中，可以转移个体注意力，让个体心情开朗，强迫症也会自行治愈。

(6) 合理安排生活。

合理安排自己的工作、学习、娱乐、作息等，做该做的事，充实自己的生活，生活有序才会心理有序，在规律有序的生活中预防紧张心理的出现，协调物质生活和精神生活，减轻强迫症的影响。

案 例

牙慧对抗强迫的“六法宝”

(一) 牙慧的强迫故事

“1979年高考，我上了重点线，但因为查出肝炎而被刷了下来。”牙慧说，当时家里经济很困难，他病好后本来准备再考一次，不料却碰上另一个机会——到一家国营大厂当工人。牙慧说，当时能到一家大工厂，意味着不仅生老病死有了保障，而且马上就可以赚到工资补贴家用。就这样，牙慧当了工人。工厂做工实行3班倒，每隔10天就要倒1次班。牙慧说，几年过后，他开始出现神经衰弱的症状，经常失眠，后来又渐渐出现强迫行为。

“那时没有什么精神卫生的概念，大家都没意识到这是病态。”牙慧回忆说，第一次意识到这个问题，是20多年前在银行排队买国库券，牙慧把自己手上捏着的一沓钱翻来覆去地数，最后所有的人都像怪物一样看着他，他才意识到不对劲儿。“还有一次是洗衣服，我先掏掏衣服口袋，看里面有没有什么东西忘在里面。但是翻了好几次，每次都觉得不放心，就一直翻来翻去，旁边的工友看见了，当成笑话到处讲。”牙慧说，羞愧过后他开始琢磨自己到底是怎么了。最后，牙慧专门到图书馆查了资料，确认自己是患了典型的强迫症。

牙慧说，现在回想起来，自己的行为有点像小时候老师讲的“推敲”这个故事，唐朝诗人贾岛为了“僧推月下门”还是“僧敲月下门”反复思考，自己经常不受控制地重复开门、关门这样一个小动作，“就像进入推敲的状态”。

一直以来，因为害怕面对更多的歧视，牙慧从不敢向邻居、亲友说起自己患强迫症的事实。“一提到神经症，他们都觉得是神经病，是疯子，避之唯恐不及。我肯定不能说，只能一个人默默地和强迫症作斗争。”牙慧说。十几年前，有一次他在家里反复把一个抽屉拉开、合上，然后又拉开、合上，结果被父亲大骂一顿。在工厂上班的时候，每次干完活，别人检查一两遍就好了，牙慧会忍不住检查四五遍。和很多强迫症患者一样，牙慧有洁癖，不能容忍一点脏乱差，否则就要发脾气。在众人眼里，他是个很难相处的人。“很多年前有个女朋友，有一次相约去游泳，本来挺开心的，但是把换好的衣服锁到柜子里之后，我忍不住检查锁头有没有问题，结果连拉了四五次锁头。”牙慧说。本来女友满心欢喜，但看到牙慧这个动作后，觉得不可理喻，两人摩擦逐渐增多，终于还是分了手。

（二）自创对抗强迫六法宝

这么多年来，牙慧从未想过看精神科医生。他自己解释说：“强迫症病因很复杂，很难治愈。”牙慧觉得，既然自己能意识到这个问题，那么也能通过心理和行为控制强迫症的发展。而在多年和强迫症的斗争中，牙慧确实总结出了一套行之有效的办法，归纳为记分法、时间顺序法、旁证法、反证法、博彩法、仪式化六件“法宝”。

先说说“记分法”。牙慧说，这些年来，某事能一次完成，他会给自己2分，表示优秀；重复一次，给自己1分，表示合格；再重复一次，给自己0分，表示很危险。“俗话说：‘事不过三’，如果我做某事要重复三次以上才能完成，那么‘过三’后的第一次，我给自己 -1 分；‘过三’后的第二次，我给自己 -2 分……按照这个标准，如果某位强迫症患者得分常常是 -10 分以下，那么，这个患者一定要去看精神科医生。这样，每天都给自己打打分，就可以知道自己的强迫症病情轻重了。”提到自己，牙慧说，他的分数还不错，从没超过 -10 分。

第二样“法宝”叫做“时间顺序法”。这个方法就是按照时间的顺序做事，每一段时间只做一件事，不管做得对不对，都绝对不重复。每当大脑一闪现想再重复做一次的念头时，就立即暗示自己：“那是过去的事，不关现在的事。”牙慧解释说，这个方法站在人生观的角度上说，就是要人们忘记过去，把握现在。

第三是“旁证法”。这个方法就是利用身旁自己信得过的亲人、朋友，让他们对自己所做的事作出一个判断，而不是自己笨拙地通过反反复复地去做来确认结果。“例如，我准备拿1 000元现金去银行存，就当着妈妈的面把那沓现金数一次，让妈妈证明我手上拿着的钱刚好是1 000元，就绝对不再重复数那沓1 000元现金了。”牙慧觉得，这个方法对于身处和睦家庭中的强迫症患者尤为有效。

第四是“反证法”。强迫症有一个很典型的症状，就是患者将已写好的信纸装入信封后，却又担心信纸是不是真的已经装入了信封，于是又反复把信纸从信封内抽出查看。牙慧说，如果出现这种情况，立即采用反证法，先假定信纸并没装进信封内，但是在书桌上、地面上等都找不到信纸的踪影，信纸不在信封内这个假定不就不攻自破了吗？所以，真实的答案就是信纸肯定在信封内。牙慧说，学会了反证法，就不会反反复复地抽查了。

第五样法宝是“博彩法”。牙慧说自己有洁癖。“我以前外出时很怕弄脏自己的衣服。乘车时别人无意踩了一下我的脚，我就会立即查看皮鞋是否有污迹，一下车就掏出纸巾反复擦拭；上小食店就座，我要仔细看清楚凳子上有没有水、酱油之类的污渍，反复确认凳子干净后才就座。我这些洁癖被人耻笑过。后来，我就把每一次外出都看做是一次‘博彩’，整个外出过程我都不检查衣履，回家后才‘开奖’——检查。如果检查结果是衣服整洁，那么这一次外出是‘好彩’，如果检查结果是衣履有污渍，那么这一次外出是‘唔好彩’（不好彩）。”牙慧想得很明白：“其实，命运不外乎‘好彩’同‘唔好彩’（不好彩）这两种结果，我一介平民又何必太执著呢？”

最后一样法宝是“仪式化”。牙慧总结出，如果某位强迫症患者做每一件日常琐事结束时都要仪式化地结束，这无疑是病入膏肓。但是，如果恰当地仪式化，则有助于减轻强迫症的病情。例如，做完某件事后，患者可以默诵一句：“我做完我该做的事情了，至于结果就交给上天吧。”

这么多年和强迫症斗争，牙慧的心态已经很平和。他说：“和强迫症共存，并不是让强迫症在自己的大脑里自由泛滥，而是让强迫症有限度地存在，特别是要防止强迫症的扩散。因此，能够一次性完成的事情，我一定要继续坚持一次性地完成。”

“强迫症的发病机理很复杂，不光和心理、个性有关，和脑细胞的代谢异常也有关系。”广东三九脑科医院心理行为医学科主任医师郭沈昌说，强迫症很难治愈，单纯的心理控制和药物效果都不会太好。应该说，牙慧总结的六件法宝非常好，但都是心理控制的办法，如果再加上药物控制，疗效应该会更好，患者也不会那么吃力。

第五节　强迫症的预防

一、父母须防“无差错”

“冰冻三尺，非一日之寒”，很多患者的强迫症的形成也并非一朝一夕的事情，有不少患者在其儿童和青年时期就已经有强迫性格的征兆。这并不是说，强迫型人格与强迫症的发生有着直接关系，但具有强迫性格的个体更容易发展出强迫症。所以，预防强迫症，就要预防强迫性格的形成。

个体强迫性格的形成并非偶然，很多时候与其父母的教养方式有很大的关系，父母要求孩子凡事都要完美，对孩子要求苛刻、对待孩子过于严厉、不允许犯一点错误等，这样的教育和生活方式，容易给孩子带来巨大的压力，导致孩子慢慢形成强迫性格，甚至患上强迫症。举一个例子，20 世纪美国电影界和航空界的风云人物霍华德·休斯也是一位强迫症患者，他对细菌的恐惧尤其明显。从他小时候起，他的母亲就把细菌视为洪水猛兽，她写信给他参加的夏令营的辅导员和他念的私立学校的老师说“别让他接近任何有传染病的人”，对他的健康关切得几近偏执，所以休斯很小就知道细菌、虫子等会引发问题，从小就被灌输这样的观念，他母亲的教育跟他日后强迫症的形成有很大的关联。对个体来说，双亲在其成长早期重视培养孩子的良好个性是必须的，像希望孩子自小养成讲卫生、爱干净、做事细心认真的习惯是对的。但是，不能对孩子有过多刻板的要求，如果对子女要求的标准过高，而且过于严厉专制的话，孩子有可能形成谨小慎微、敏感、易焦虑和易后悔等性格，即强迫症的易感性格。而且父母的教养方式还可能跟强迫症临床亚型有关，例如，有研究发现强迫洗涤可能是父母过分保护与控制引起的恐惧所带来的，强迫检查行为可能是父母过分严厉和拒绝使个体犯错所致，但二者的关系尚未确定。由于强迫症与家庭教养方式联系十分密切，想要预防强迫症，父母就要有合理的教养方式，尤其本身就有不良个性的父母，更要注意不要让自己的挑剔、过分刻板等性格影响子女。父母要注重下一代的健康性格的培养，要多发现孩子的闪光点，多接纳、鼓励、认同孩子，家庭成员间还要多沟通和互相理解，增加彼此间的幸福感和亲密感，给孩子营造相对宽松的家庭氛围，这对预防孩子形成强迫症很重要。

案 例

读二年级的林子君坐在诊室的椅子上低着头，文静，瘦弱，略显紧张。妈妈则焦急地对医生诉说，子君上学后一直都是写作业慢，考试速度也慢，最近甚至不愿意写作业。

是什么影响了子君的速度呢？单独面对医生时，子君说出了原因。原来，子君每做完一道题就要反复检查两三遍，看有没有出错，如果一个字没写好就擦掉重写，每一笔写得都很慢，而且还经常撕了这一页重写。子君对此也感到很痛苦，他自己并不想这样。

看来子君患有强迫症。

据进一步了解，子君上幼儿园的时候，父母离异。妈妈个性好强，独自抚养孩子。为了向子君的父亲显示自己有能力将儿子培养成出色的孩子，她将全副身心投到对子君的塑造性培养中。她给儿子报名参加钢琴、书法等特长班，子君几乎没有玩的时间；她还请名师辅导子君书法，并对他严格要求，只要子君有一个字没写好，就将整张纸撕了让他重写，甚至罚写。望子成龙的妈妈对子君态度严厉，还经常大声指责他。子君性格比较内向，是个懂事、听话、乖巧的孩子，但少有欢笑，他虽然受到批评哭了，但擦干眼泪后，还是继续按照妈妈的要求完成任务。

对子君这样患强迫症的孩子，治疗方法有药物和心理治疗。而其父母，不但要改变不恰当的教养方式，还要和孩子一起参与心理治疗。

（资料来源：张劲松．他为什么一遍一遍地重复．家庭医生，2010(15).）

二、接受“完美有缺”

通常来说，完美主义且刻板行事的个体是强迫症的易感人群。他们凡事都要求尽善尽美，为人谨慎，经常对自己及身边的人和物都要求很高，也因此常常否定自己，自责自卑，也总觉得难以接受周围很多事情，觉得别人做得不好。他们往往会因为无法接受各种事情而产生强烈的内心矛盾而崩溃。有专家分析，这几年内，有越来越多的年轻白领患上强迫症，他们其中有不少是坚持完美主义或者是偏执、一意孤行的人，他们往往表现出“事业心过强”、“绝不甘心落后”等好胜、好强的性格，经常是不知不觉地给自己设下了强迫的陷阱。特别是现在的学生和白领，大多都处于竞争大、压力大的学习和工作环境中，那些易急躁的、内心脆弱的、偏执的、喜欢十全十美的人很容易出现强迫心理，甚至诱发强迫症。尤其是完美主义者表现得更为突出，在紧张激烈的竞争环境中，他们会给自己定下一些不符合实际的目标，而且会过于强求自己和他人要达到这些目标，常常因为实际情况与目标相差太大而产生激烈的内心挣扎。

所以要想预防强迫症，还需要个体学着接受“完美有缺”，不要过分追求完美，也不要过于在意自己的形象，别总是质问自己是否做得好，担心自己的做法对不对、行不行，也没必要总是担心别人会怎么看待自己，应允许自己是不完美的、是会有不足的。记住“知足常乐”，保持心态乐观和健康，不通过与他人竞争和比较来衡量自己的水平。多给予自己肯定，善于发现自己的特长、优点和已获得的成绩，这对强迫症的预防及摆脱强迫症出现的征兆和苗头有很大的作用。

三、学会“顺其自然”

喜欢琢磨是强迫症患者的一个特点，他们喜欢把没什么大不了的事情琢磨成不得了的事，然后由此产生剧烈的内心挣扎。所以，在看待问题时，要学着去接受、接纳，避免钻到死胡同里出不来，要让自己适应身边的环境，而不是一味刻意地去改变环境。若出现强迫症状，也要以“顺其自然”的态度泰然处之。不要企图以相反的想法去对抗、抑制强迫思维，而是要带着“不安”、“痛苦”的感受该做什么做什么。出现强迫动作，要学会理解这是背离自然规律的过度反应，要逐步减少这类过度反应的动作，直至和常人一样。

四、多享受过程

很多强迫症患者会特别纠结于事情的结果，却忽视做事的过程。因此，想预防强迫症的发生，做事情的时候，要时时抱着体验与感受快乐的心情和欣赏的态度，以饱满的热情投入到过程中去。谨记“事不过三”，对任何事情想一次、做一次就好了，要戒掉时时、事事不放心，重复做事情的习惯。

五、多参加活动

要积极参加有益身心的集体性文体活动。积极参与有趣、有意义的工作，多培养一些兴趣爱好，多出去走走及参加户外活动，在享受集体活动时，培养良好的个性，避免形成强迫型人格。要以良性的兴奋点来对抗病态的兴奋点，防止陷入强迫的境地。

六、注意心理健康

学习一定的心理健康知识，简单了解关于精神疾病的知识，并提早了解自己的个性特点，让自己能及早正确客观地判断现实状况，从而增加现实安全感，避免产生精神包袱。学习各种有效的应激处理方法，掌握一些应对压力的技巧和方法。学会提高自信心，使不确定感减弱，对周围的事物更有掌控感。不要过于挑剔，不要好高骛远，以减少不完美感带来的痛苦。要以正确的态度看待困难，勇于去接纳和承受人生中的挫折和苦难，这也是预防强迫症的关键。若察觉到自己的异常，并发现自我调节不能解决问题时，要及早进行心理咨询或到医院心理科进行强迫神经症的排查。确定患病时要积极就医，请精神科医生或心理医生及早对自己进行心理治疗。

参考文献

［1］柯云路．焦虑症患者．重庆：重庆出版社，2007.

［2］汤华盛，黄政昌．西西弗斯也疯狂．成都：四川大学出版社，2006.

［3］郑瞻培，刘义兰．强迫症．上海：上海科技教育出版社，2003.

［4］许天红．焦虑障碍．北京：中国医药科技出版社，2006.

［5］侯淑军，傅茂笋，李军．医学生学习成绩相关因素分析．中国心理卫生杂志，1999，13（3）.

［6］岳冬梅，李鸣杲，金魁和等．父母教养方式：EMBU 的初步修订及其在神经症患者的应用．中国心理卫生杂志，1993，7（2）.

［7］曾昭祥，刘琳．强迫症患者的防御方式及其家庭因素研究．四川精神卫生，2006（4）.

［8］喻东山．强迫症的药物治疗进展．中国全科医学，2009，12（4B）.

［9］李惠春，郭公宜．神经症．北京：农村读物出版社，2000.

［10］孙长安，蔡厚德．强迫症的心理疗法——暴露和反应阻断治疗．科技创新导报，2007（31）.

［11］林秉贤．心理咨询的技术与方法．天津：天津科学技术出版社，2008.

［12］百度贴吧—强迫症吧，http：//tieba. baidu. com/f?kw = % C7% BF% C6% C8% D6% A2% B0% C9.

［13］京华精神网，http：//www. jhjsw. com. cn.

［14］精神健康网（强迫症专区），http：//www. chinajs120. com/html/qiangpozheng.

［15］中国强迫症援助站，http：//www. ocdcn. com.

［16］搜狐健康（强迫症专区），http：//dise. health. sohu. com/disease－2515. shtml.

后 记

强迫症是已不欲为而不得不为之的心理疾病，患者明明知道那些想法或行为没有必要，但不那样做内心就会很痛苦。强迫症给患者的工作和生活都带来很大的影响。本书从对强迫症的认识、诊断和治疗三个方面较系统地对这种心理疾病进行了阐述，希望对广大读者能有所帮助。

在本书编写过程中，我的三位研究生做了大量工作。第一部分“强迫症之谜”由薛电芳编写，第二部分“强迫症的诊断”由李慧编写，第三部分“强迫症的治疗”由林婷婷编写，在此表示感谢。

欢迎广大读者提出宝贵意见！

马 超

2012 年 4 月